Ingrid Ranklein

F. X. Mayr
kurz & bündig

- verstehen
- anwenden
- wohlfühlen

Haug

Inhalt

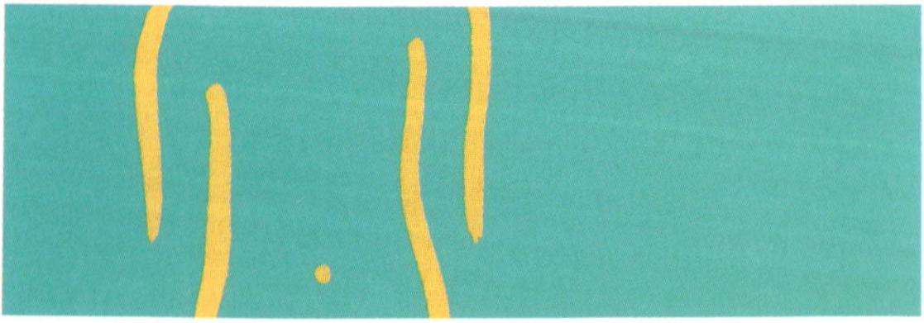

Was ist das überhaupt – »F. X. Mayr-Medizin«? 7

Wer war dieser F. X. Mayr? 8

Was kann die F. X. Mayr-Therapie? 10

Gesunder Darm – gesunder Mensch 11

Auch ein Darm braucht mal Pause 11

Wenn die Verdauung überfordert ist 15

Wieso soll ausgerechnet ich das machen? 17

Wie die Mayr-Therapie Ihnen persönlich helfen kann 18

Krankheiten schon im Frühstadium erkennen 21

Selbstdiagnose nach F. X. Mayr 22

Die Haut macht Schlacken sichtbar 22
Haare und Nägel als Prüfstein der Ernährung 25
Strecken Sie sich mal die Zunge raus! 27

Ihr Bauch zeigt, wie gesund Sie sind 28

So steht es um Ihre Gesundheit wirklich – der Test 35

»Vorher« fotografieren zeigt »nachher« den Erfolg! 35
Ihr Fragebogen »vorher – nachher« 37

Wie geht F. X. Mayr denn jetzt genau? 41

F. X. Mayr-Basics: Die vier großen »S« 42

Schonung: Ihr Darm macht Ferien 42
Säuberung: Großreinemachen von innen 44
Die 10 goldenen Grundsätze der gesunden Ernährung 50
Schulung: Wieder richtig essen lernen 51
Substitution: Ergänzen, was fehlt 53

Inhalt

Die F. X. Mayr-Kur für Sie 54

Der F. X. Mayr-Tag 54
Drei Wochen Entschlackung: Ihr Kurfahrplan 58
Jetzt geht's los – die Vorkur 62
Schritte durch den Mayr-Tag 63
Die erste Woche: Entgiften und Entschlacken 64
Was tu ich, wenn ...? 66
Die zweite Woche: Mobilisieren und Ausleiten 68
Die dritte Woche: Heilen und Regenerieren 68
Nachkur und Aufbautage: Zurück in den Alltag 69

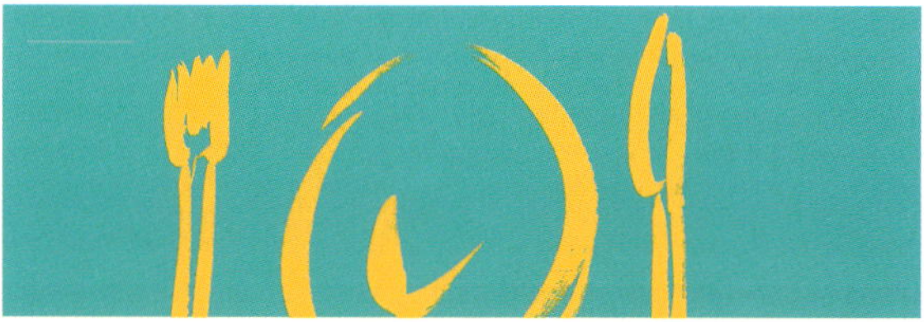

Die F. X. Mayr-Rezepte 73

Kursemmeln 74
Gemüsebrühe 75
Frischkäse-Gemüseaufstrich 76
Gemüse-Basensuppe 76
Basencremesuppe 77
Kartoffelgratin 78
Gemüse-Kartoffelauflauf 79

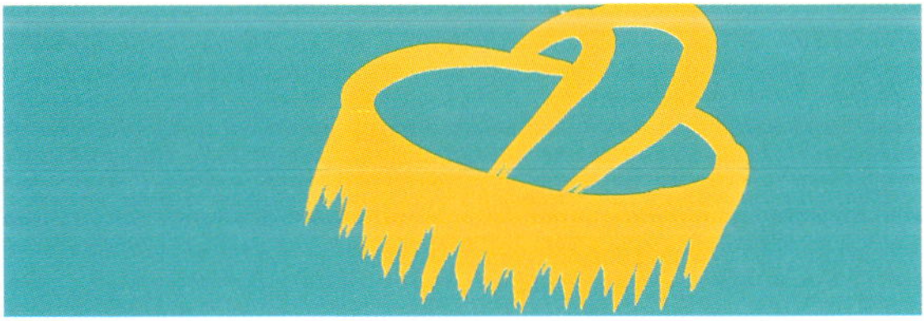

Was kann ich sonst noch tun? 81

Wasser- und Wärmeanwendungen für die F. X. Mayr-Kur 82

Massagen für die Mayr-Kur 85
Bewegungsprogramm für die Mayr-Kur 87
Ambulant und stationär: Mayr-Kur 90

Was habe ich eigentlich von F. X. Mayr? 92

Die kurz & bündig-Erfolgskontrolle 92

Bücher zum Weiterlesen, nützliche Adressen 95

Kontaktadresse Mayr-Ärzte 95

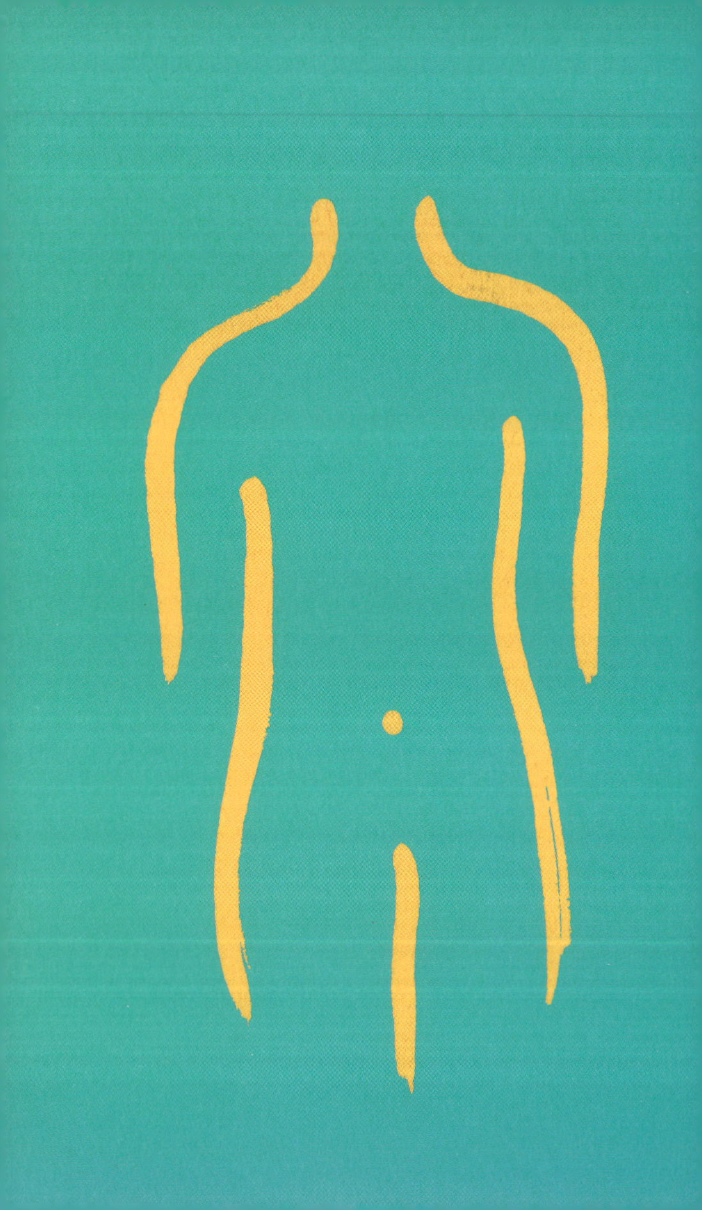

KAPITEL 1

Was ist das überhaupt – »F. X. Mayr-Medizin«?

Im Darm spiegeln sich die Gesundheit, aber auch die Krankheiten des ganzen Körpers wider, lautet der Grundsatz der Mayr-Medizin. Eine Gesundung des Darmes muss folglich auch zu einer Gesundung des gesamten Organismus führen. Wichtigstes Ziel der Therapie nach Mayr ist die Entschlackung, Entgiftung und Entsäuerung des menschlichen Organismus und die Wiederherstellung der Selbstreinigungs- und Entgiftungsfunktionen des Körpers.

Wer war dieser F. X. Mayr?

Dr. Franz Xaver Mayr war ein österreichischer Arzt, der als einer der Ersten erkannte, dass viele Beschwerden und Krankheiten auf eine schlechte Verdauung zurückzuführen sind. Er stellte sogar die Hypothese auf, dass Schönheit ihren Ursprung in einer gut funktionierenden Verdauung habe und demzufolge Falten, fettige Haare, Akne oder Krampfadern auf eine »Selbstvergiftung aus dem Darm« zurückzuführen seien.

1875 in Gröbming in der Steiermark geboren, promovierte Mayr 1901 in Graz und übernahm anschließend die Leitung eines Kurhauses in Johannisbrunn. Er behandelte alle Patienten so, als seien sie verdauungskrank, verordnete ihnen kalorienarme Schonkost und gutes Kauen der Speisen. Schon damals fand er heraus, dass es einen Zusammenhang zwischen Körperhaltung, Hautfarbe, Härte, Form und Druckempfindlichkeit des Bauches und dem allgemeinen Gesundheitszustand eines Menschen gibt.

Berühmt wurde F. X. Mayr als Arzt in Karlsbad, dem damaligen »Mekka der Verdauungskranken«, wo er von 1906 an arbeitete. Dort vervollkommnete er seine Therapie, indem er ihr das Trinken von Karlsbader Wasser hinzufügte. Dieses salzhaltige Wasser führt durch regelmäßige Stuhlentleerungen zu einer intensiven Darmreinigung. In Kombination mit strengem Fasten zeigten sich erstaunliche Erfolge, sogar bei Krankheiten, die bis dato als kaum zu behandeln galten. Diese sensationellen Erfolge machten Mayr immer bekannter. Schon damals avancierte das »F. X. Mayern« zur Promi-Therapie: Bald wurde Mayr von so bekannten Persönlichkeiten seiner Zeit wie Henry Ford, Konrad Adenauer und Baron von Rothschild aufgesucht.

Von 1949 bis 1955 führte Dr. F.X. Mayr dann eine eigene Praxis in Wien. Hier entwickelte er die bekannte Milch-Semmel-Diät. Er hatte erkannt, dass eine strenge Fastenkur nur in einer Klinik, unter Aufsicht der Ärzte, zu verwirklichen war. Für weniger schwere Fälle brauchte Mayr aber eine Form seiner Kur, die für jedermann zu Hause und im Alltag durchführbar war, und bei der die Patienten nur bei Bedarf von einem Arzt ambulant betreut wurden. So entstand eine Kur, die nicht mit strengem Fasten, sondern mit der Beschränkung auf einige wenige Nahrungsmittel arbeitete. Es zeigte sich, dass in vielen Fällen das gründliche Kauen einer Semmel, also eines Brötchens, mit Milch – eventuell unter Zugabe von Butter, Quark und Honig – die gleichen guten Resultate brachte wie Totalfasten.

Im Alter von 80 Jahren zog sich Mayr an seinen Geburtsort Gröbming zurück und beobachtete von dort aus, wie sein Lebenswerk von seinen Schülern weitergeführt wurde, bis zu seinem Tod mit 90 Jahren im Jahr 1965. Heute ist die Gesellschaft der Mayr-Ärzte ein internationaler Zusammenschluss von ausgebildeten Mayr-Ärzten und -Ärztinnen. Diese Institution hat sich zum Ziel gesetzt, die Qualität der Mayr-Medizin zu sichern, sie mit modernen Methoden weiterzuentwickeln sowie für die Information der Allgemeinheit und die Ausbildung der Mayr-Ärzte zu sorgen. Mehr Informationen zur Internationalen Gesellschaft der Mayr-Ärzte finden Sie im Internet unter www.fxmayr.com

Was kann die F. X. Mayr-Therapie?

Eine Mayr-Therapie wird allein oder als Ergänzung zu schulmedizinischen Maßnahmen angewandt bei:

- vorzeitiger Alterung, Nachlassen der Leistungsfähigkeit, rascher Ermüdbarkeit
- müder, faltiger Haut, dünnen, glanzlosen Haaren, brüchigen Nägeln
- Störungen der Verdauungsfunktion wie Blähungen, Völlegefühl, Reizdarm, Verstopfung, Sodbrennen und Magenschmerzen
- Nieren- und Blasenbeschwerden
- Infekten
- allergischen Beschwerden wie Heuschnupfen, Neurodermitis und Lebensmittelunverträglichkeiten
- Migräne, immer wiederkehrenden Kopfschmerzen
- Muskelverspannungen, Nacken- und Kreuzschmerzen, Fibromyalgie (Weichteilrheumatismus), Bandscheibenvorfall
- Übergewicht und seinen Folgeerkrankungen (Bluthochdruck, Gelenkschmerzen, diabetische Stoffwechsellage)
- altersspezifischen Beschwerden wie Harninkontinenz, Wechseljahrproblemen, Impotenz
- ungewollter Kinderlosigkeit, Unfruchtbarkeit
- Frauenleiden, zum Beispiel Menstruationsbeschwerden und Prämenstruellem Syndrom (PMS)
- Rheuma, Gicht, Arthrose
- stressbedingter Überreizung, Erschöpfung, Burn-Out-Syndrom, Konzentrationsstörungen, Gedächtnisschwäche
- Psychischen Problemen wie (leichter) Depression, Nervenschwäche, überschießender Aggressivität, Verstimmung.

Gesunder Darm – gesunder Mensch

Wir denken selten über unser Verdauungssystem nach – es scheint uns nur eine Art Müllabfuhr zu sein. Dabei bleibt uns die lebenswichtige Rolle, die der Darm hat, verborgen. Dabei ist er der zentrale Versorger und Reiniger des Körpers. Wenn er versagt, macht sich das überall bemerkbar.

Auch ein Darm braucht mal Pause

Die wichtigste Säule der F. X. Mayr-Therapie ist eine »darmgerechte« Ernährung. Dazu gehört das Essen selbst. Die erste Station für unsere Nahrung sind Mund und Zähne. Je gründlicher Sie kauen, desto besser können die Enzyme des Speichel die Nahrung schon im Mund auf ein Darm-verträgliches Maß zerlegen.

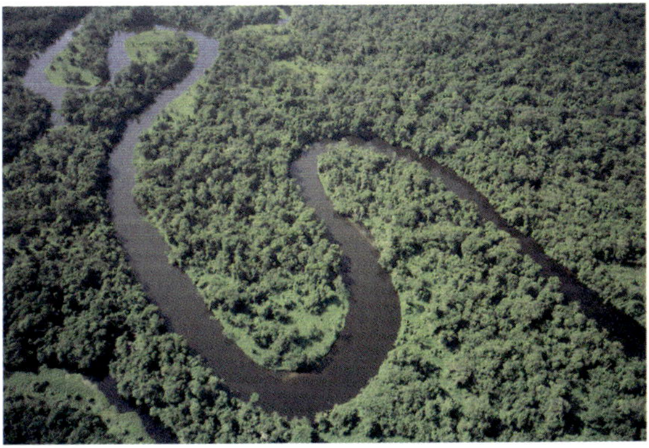

Sie werden sich daher eine neue Art der Nahrungsaufnahme angewöhnen müssen: langsam essen, gründlich kauen, gut einspeicheln. So gewinnen Sie durch gemächliche, genießerische Mahlzeiten den natürlichen Sättigungsreflex zurück, der vielen bereits verloren gegangen ist. Das ist übrigens auch der Grund, warum die F.X. Mayr-Therapie nicht nur Ihre Gesundheit im Allgemeinen, sondern im Besonderen auch Ihre schlanke Linie schützt oder wiederherstellt!

Abends geht der Darm zur Ruh ...

Der Verdauungsapparat bringt abends nur noch wenig Energie auf – und damit lässt sich naturgemäß auch nur wenig Leistung erbringen. Die Faustregel: »Frühstücken wie ein König, Mittagessen wie ein Bürger und Abendessen wie ein Bettelmann« entspricht diesem naturgegebenen Rhythmus. Das wird inzwischen auch von der modernen medizinischen Forschung bestätigt: Forscher der Harvard Medical School in Boston haben das Frühstück zur wichtigsten Mahlzeit des Tages gekürt. Wer regelmäßig frühstückt, hat im Tagesverlauf niedrigere Blutzuckerwerte und langfristig ein um 65 Prozent niedrigeres Risiko, übergewichtig zu werden.

Das Abendessen wegzulassen hingegen ist offenbar eine hervorragende Möglichkeit, die Produktion gesundheitsfördernder Hormone anzukurbeln. Dieses »Dinner Cancelling« beruht auf dem einfachen Satz: »Kein Essen nach 16 Uhr.« Dadurch wird die nächtliche Produktion von Wachstumshormon und Melatonin im Körper angeregt. Diese Hormone sollen den biologischen Alterungsprozess aufhalten oder zumindest verlangsamen.

Drei Mahlzeiten sind genug

US-Forscher fanden heraus, dass Mäuse länger leben, wenn sie nicht ständig an Essen herumknabbern, sondern so lange kein Futter bekommen, bis sie deutliche Anzeichen von Hunger zeigen. Mayr-Ärzte hat das nicht weiter überrascht: Sie sind der Ansicht, dass die Verdauungsleistung des Darms abnimmt, wenn er ständig mit Zwischenmahlzeiten »belästigt« wird. Wer mehr als drei Mahlzeiten täglich zu sich nimmt, so die Mayr-Hypothese, überfordert sein Verdauungssystem. Die vielen kleinen Zwischenmahlzeiten lassen dem Darm keine Möglichkeit zur Erholung. Er benötigt jedoch zwischen den einzelnen Mahlzeiten ausreichend Zeit für eine Selbstreinigung. Geschieht dies nicht, bleiben unverdaute Reste in den einzelnen Darmabschnitten zurück. Folge: Der Darm arbeitet nicht mehr einwandfrei.

Gärung und Fäulnis zerstören den Darm

Überdies essen wir meist viel zu schnell. Ungenügend zerkaute Nahrung wird aber nur langsam und unvollständig verdaut. Größere Nahrungsbausteine verbleiben dadurch länger im Darm, wo sie von Bakterien zersetzt werden. Je nachdem, ob es sich dabei um Kohlenhydrate oder Eiweiß handelt, führt das zu Gärung oder Fäulnis.

Obst und Gemüse, vor allem in Form von Rohkost, sind wichtige Bestandteile einer gesunden Nahrung. Ihr übermäßiger Verzehr, besonders abends, überfordert jedoch die Verdauung und führt zu einer abnormen Gärung im Magen-Darm-Trakt. Dabei bilden sich gesundheitsschädliche Alkohole, beispielsweise Methanol, Propanol oder Butanol, die zum Teil hochgiftig sind. Zudem bringt die Gärung auch Gase und Säuren hervor. Während sich die Gasbildung in Blähungen bemerkbar macht, belasten die Säuren Verdauung und Stoffwechsel.

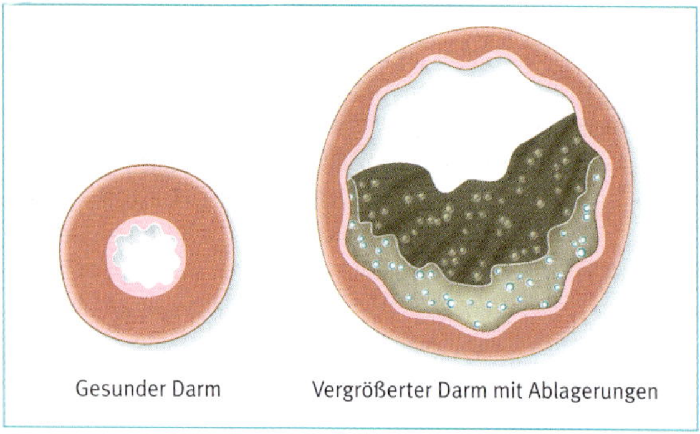

▲ Fehlverdauungsprozesse führen zu Ablagerungen im Darm. Diese belasten in der Folge den gesamten Organismus.

Eiweiß hingegen gärt nicht, Eiweiß verfault – auch im Verdauungsapparat, wenn zu spät und zu viel gegessen wird. Die Fäulnisbakterien des Darms zersetzen dann den Eiweiß-Überschuss. Dabei entstehen unter anderem die Gifte Putreszin, Indol und Kadaverin. Der Name »Kadaverin« spricht Bände: Es handelt sich um Leichengift. Dass eine massive Überflutung des Darms mit Gärungs- und Fäulnisgiften auf die Dauer zu Gesundheitsproblemen führen muss, liegt auf der Hand.

Wenn die Verdauung überfordert ist

Störungen des Verdauungsapparats haben weitreichende Konsequenzen für den gesamten Organismus: Die Versorgung der Zellen mit Nährstoffen wird schlechter, gleichzeitig geht das Ausscheidungsvermögen des Darms zurück. Toxische Endprodukte des Zellstoffwechsels, die eigentlich ausgeschieden werden sollten, lagern sich im Gewebe ab. In der Mayr-Medizin bezeichnet man diesen Zustand als »Verschlackung«. Diese Schlacken blockieren den Weg der Nährstoffe vom Blutgefäß zu den Körperzellen. Dass Zellen vorzeitig sterben, kann man an der Haut ablesen: Cellulite und frühe Faltenbildung sind meist die Folge einer gestörten Verdauung mit dadurch ausgelöster Verschlackung.

Im Darm selbst bilden sich durch die abnormen Zersetzungsvorgänge Gifte, die die Schleimhaut des Darms angreifen. Dadurch wird sie durchlässiger, die Gifte können in den Blutkreislauf gelangen und im gesamten Organismus Schaden anrichten. So kommt es zu einer »Selbstvergiftung aus dem Darm«, die sich zunächst in Erschöpfung, Müdigkeit und Konzentrationsstörungen äußert, später in Muskelverspannungen und Gelenkschmerzen, Rheuma, Migräne oder Menstruationsbeschwerden.

Außerdem gelangen durch eine geschädigte Darmschleimhaut zu große Moleküle aus dem Nahrungsbrei ungehindert in den Blutkreislauf. Diese Makromoleküle hält der Organismus irrtümlich für Krankheitserreger, was die körpereigene Immunabwehr in Alarmzustand versetzt: Eine Allergie oder Lebensmittelunverträglichkeit ist entstanden.

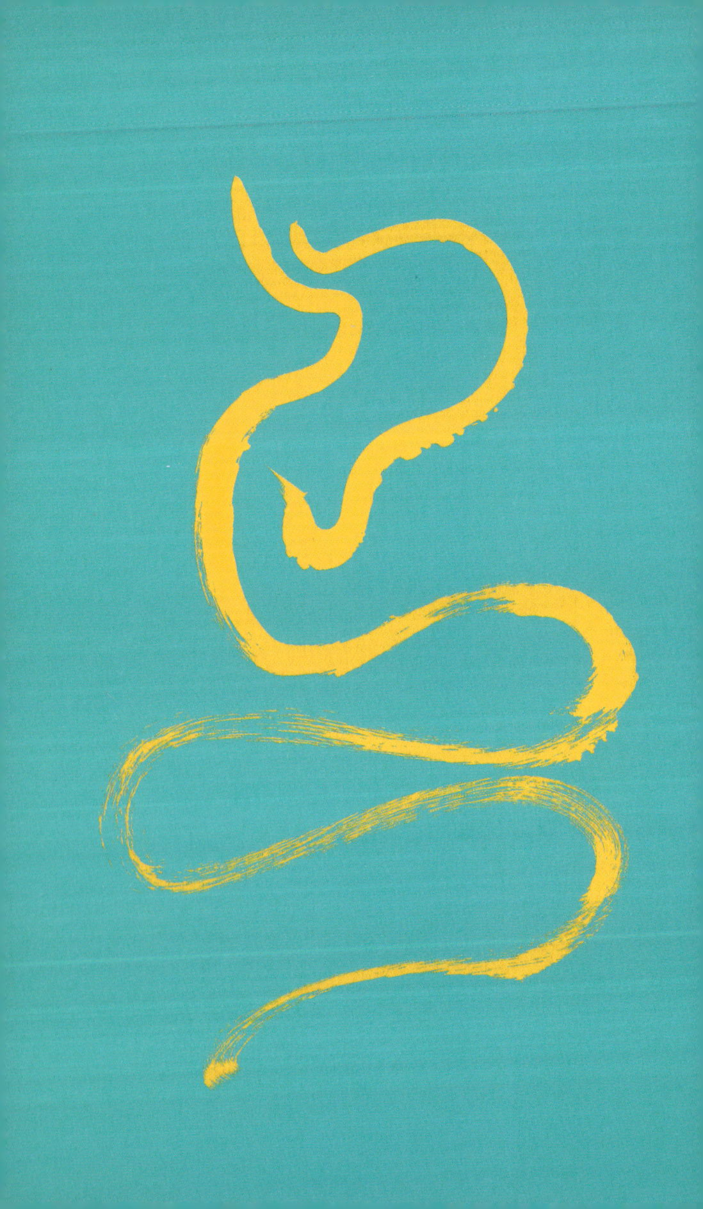

KAPITEL 2

Wieso soll ausgerechnet ich das machen?

Weil Sie seit Jahren unter Verstopfung leiden? Ständig müde sind? Sich nicht so fit fühlen, wie Sie es möchten? Etwas für Ihre Gesundheit tun wollen? Um gegen Zivilisationskrankheiten vorzubeugen? Es gibt Dutzende von Gründen, eine F. X. Mayr-Kur zu machen. Gute Gründe!

Wie die Mayr-Therapie Ihnen persönlich helfen kann

Die Mayr-Therapie dient zum einen der Vorsorge und Gesunderhaltung, zum anderen der Behandlung bestimmter Erkrankungen.

Besonders gute Ergebnisse erzielt die Mayr-Therapie bei Alterserscheinungen wie Falten, Pigmentflecken auf der Haut, dünnem Haar, brüchigen Nägeln und Steifheit der Gelenke. Das ist auch der Grund, warum sie bei Schauspielern, Sängern und Models so beliebt ist. Natürlich werden wir alle alt, und unbegrenzt lange lassen sich die Zeichen der Zeit nicht hinausschieben. Andererseits muss man ja nicht unbedingt älter aussehen, als man ist – und mit manchen Methoden kann man sogar wesentlich jünger wirken.

Eine F.X. Mayr-Kur bringt häufig nicht nur eine reinere Haut und glänzende Haare ein, sondern vor allem auch eine formvollendete Figur: Das Ess-Training führt zum Abbau von Übergewicht, das Ausleiten von Schlacken lässt Cellulite verschwinden.

Es stimmt nicht, wie man oft hört, dass die Mayr-Therapie nur für Patienten mit Verdauungsstörungen geeignet sei. Natürlich ist die Mayr-Therapie die Methode der Wahl bei chronischer Verstopfung, Durchfall, Blähungen, Sodbrennen, Reizmagen, Gastritis und Magengeschwüren sowie bei praktisch allen Erkrankungen von Leber, Galle und Zwölffingerdarm. Auch die direkten Folgen falscher Ernährung wie Fettstoffwechselstörungen, erhöhter Cholesterinpegel, Diabetes und Gicht lassen sich hervorragend nach Mayr behandeln. Dass auch Herzkrankheiten sehr viel mit der Ernährung zu tun haben, ist seit Längerem von der Schul-

Gut zu wissen

Warum die Mayr-Kur schlank macht

Viele Übergewichtige nehmen während und nach einer Mayr-Kur ab, obwohl das gar nicht das Ziel der Kur ist. Sie erlernen jedoch Grundprinzipien, die, im Alltag angewendet, allmählich zum Normalgewicht führen.

Das intensive Kauen des Essens zum Beispiel bewirkt nicht nur eine Schonung des Darms, sondern auch ein bewussteres Genießen der Speisen. Durch langsames Essen wird außerdem die Wahrnehmung des Sättigungsreflexes geschult. Das ist besonders wichtig für Übergewichtige, die regelmäßig mehr essen als sie durch ihre Aktivitäten verbrauchen können.

Der Verzicht auf Zwischenmahlzeiten verhindert Schwankungen des Insulinspiegels, die den Abbau von Fettdepots verzögern. Abends nichts oder nur wenig zu essen führt zu einer verstärkten Ausschüttung von Wachstumshormon während der Nacht. Wachstumshormon aber beschleunigt die Fettverbrennung. Bei Übergewicht ist es also von Nutzen, so zu leben, dass möglichst viel Wachstumshormon und möglichst wenig Insulin produziert wird.

medizin anerkannt, »Mayern« eignet sich daher auch zur Behandlung und Vorbeugung bei Durchblutungsstörungen, Herzbeschwerden, Gefäßverkalkung und Bluthochdruck.

Durch eine Mayr-Therapie können aber auch Beschwerden und Krankheiten behandelt werden, die nichts mit dem Verdauungsapparat zu tun haben, zumindest nicht bei oberflächlicher Betrachtung. Hierzu zählen Beschwerden des Bewegungsapparates, wie Wirbelsäulenerkrankungen, Bandscheibenschäden, chronische Kreuzschmerzen und Muskelverspannungen, hormonelle Störungen wie Perioden-Probleme, Wechseljahrbeschwerden und Unfruchtbarkeit sowie allergische Erkrankungen, vor allem Lebensmittelintoleranzen, Heuschnupfen, Asthma und Neurodermitis. Da auch Rheuma und Weichteilrheumatismus (Fibromyalgie) zu den allergischen Erkrankungen gerechnet werden, zeitigt die Mayr-Therapie hier gute Erfolge.

Mayr war der Meinung (die er mit seinen Beobachtungen als Arzt auch gut belegen konnte), dass die körperliche Verstopfung eine seelische »Verstopfung« nach sich zieht. Missmut, Gereiztheit, Stimmungsschwankungen, chronische Erschöpfung, Lustlosigkeit, Leistungsabfall und endlich Burn-Out zeigten seiner Ansicht nach nur die schädlichen Auswirkungen körperlicher Schlacken auf den Zustand der Psyche. In jedem Fall scheint eine Verringerung der Nahrungszufuhr erhebliche Auswirkungen auf das Seelenleben zu haben.

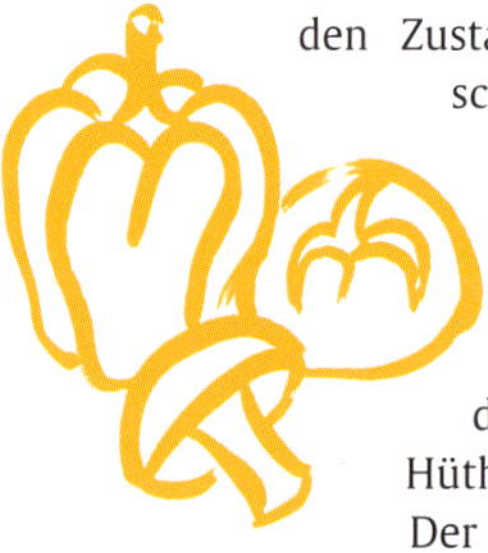

»Fasten macht glücklich«, sagt der Neurobiologe Prof. Dr. Gerald Hüther von der Universität Göttingen. Der Blutspiegel des Stresshormons Cortisol sinkt auf die Hälfte, die Menge des »Wohlfühl-Hormons« Serotonin hingegen steigt ab dem dritten Fastentag stark an. Durch dieses »Hormon-Hoch« verschwinden stressbedingte Beschwerden wie Muskelverspannungen, Kopfschmerzen und Migräne – und kommen in vielen Fällen auch nach Beendigung der Mayr-Kur nicht wieder.

Krankheiten schon im Frühstadium erkennen

Und wenn Sie nichts von alledem quält? Herzlichen Glückwunsch! Oder – warten Sie mal. Haben Sie nicht manchmal das Gefühl, Sie sind nicht mehr so aufmerksam wie früher? Vergessen leichter einmal etwas? Können sich nicht mehr so gut konzentrieren? Geraten rasch aus der Puste?

Oft führen die Belastungen des Alltags ganz allmählich zu einem fast unmerklichen Nachlassen der Leistungsfähigkeit. Das passiert im Verborgenen, man gesteht sich das ja auch nicht gern ein. Doch wenn Sie eine Mayr-Therapie machen, kann es sein, dass Sie plötzlich wieder erkennen, wie fit Sie sein könnten – bei tiefgreifender Sanierung und im persönlichen »Bestzustand«!

Und wie gut geht es Ihrem Darm? Auch wenn Sie nichts Unangenehmes spüren, auch wenn Sie regelmäßig Stuhlgang haben, ist das kein sicheres Zeichen dafür, dass mit Ihrem Darm alles in Ordnung ist. Völlegefühl, eine Magenverstimmung dann und wann, Blähungen, aber auch psychische Erscheinungen wie Missmut oder Schlafstörungen können Hinweise auf eine beginnende Rückvergiftung aus dem Darm sein. Die Form des Bauches, die Farbe des Gesichts und die Beschaffenheit der Haut geben deutliche Hinweise darauf, auch schon im Frühstadium. Finden Sie selbst heraus, ob diese Zeichen bei Ihnen auf einen guten oder schlechten Allgemeinzustand hinweisen!

Selbstdiagnose nach F. X. Mayr

Betrachten Sie sich einmal kritisch im Spiegel. Dadurch können Sie schon viel erkennen. Konzentrieren Sie sich zunächst auf das Gesicht und die Haut.

Die Haut macht Schlacken sichtbar

Normalerweise schmiegt sich die Haut eng an die Körperkonturen an. Ihre Elastizität ist so groß, dass sich sogar beim Lachen kaum Falten bilden. Sie können Ihren Hautzustand einschätzen, indem Sie versuchen, über dem Wangenknochen eine Hautfalte abzuheben. Das ist der berühmte »Tonusprüfgriff«, mit dem F.X. Mayr (und Kaiser Napoleon bei seinen Soldaten!) den Gesundheitszustand im »Schnellverfahren« beurteilte. Nehmen Sie am oberen Ende des Wangenknochens, unter dem äußeren Augenwinkel, die Gesichtshaut zwischen Daumen und Zeigefinger und versuchen Sie die so entstandene Hautfalte sanft vom Knochen abzuheben: Bei gutem Spannungszustand der Haut ist das praktisch nicht möglich. Lässt sich die Haut hingegen leicht abheben, weist das auf eine beginnende Erschlaffung durch Verschlackung hin. Nach Mayr besteht ein enger Zusammenhang zwischen Darmgiften und Falten, Hängebacken, Doppelkinn, Hängebrust und -bauch. Entgiftung und Verbesserung der Darmfunktion bewirken in den meisten Fällen eine Rückkehr zum ursprünglichen straffen Zustand.

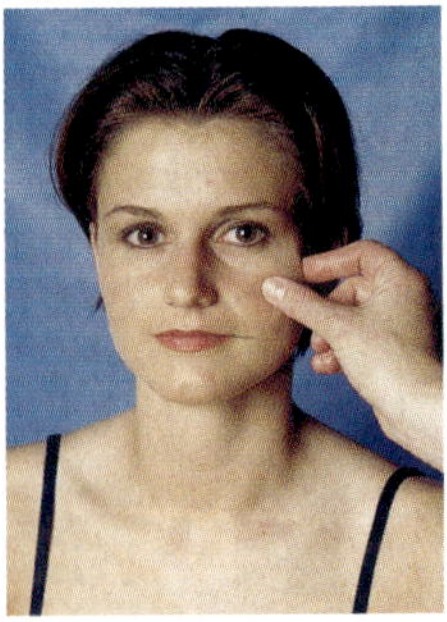

▶ Der Tonusprüfgriff

Gesunde Haut hat darüber hinaus eine samtige, weiche, glatte, glänzende und reine Oberfläche und eine rosige Farbe. Wer häufig unter Akne, Pickeln, Knötchen oder gar Ekzemen und Furunkeln zu leiden hat, kann sicher sein, dass Darmgifte dabei eine entscheidende Rolle spielen – und dass er mit der Ausleitung dieser Gifte auch seine gesunde, zarte Haut zurückbekommt. Besonders aussagekräftig ist aber die Farbe der Gesichtshaut.

Blassweiße Färbung mit dunklen Augenringen deutet auf eine schlechte Durchblutung der Haut hin. Das kommt daher, dass die haarfeinen Kapillargefäße, die die Hautoberfläche versorgen sollen, chronisch verengt sind. Die Haut gerät dadurch in eine Unterversorgung. Diese chronische Verengung findet man häufig bei Verschlackung durch Darmrückstände. Typisch dafür ist, dass die Blässe morgens vor dem Frühstück am ausgeprägtesten ist, bedingt durch die nächtliche Selbstvergiftung aus dem Darm. Ein weiteres Anzeichen für eine Minderdurchblutung ist ständiges Frieren und kalte Füße und Hände.

Grauschmutzige Färbung ist ein Anzeichen für eine höhergradige Selbstvergiftung und tritt oft auf nach jahrelanger Verstopfung und Abführmittelmissbrauch, vor allem als Folge der Eiweißfäulnis bei Menschen, die viel Fleisch essen. Die äußerste Schicht der Haut ist stärker verhornt als normalerweise, da sie aufgrund einer schlechten Nährstoffversorgung nicht rechtzeitig abgestoßen und erneuert wird. Das gibt der Haut dieses »verstaubte« Aussehen. Typisch dafür ist, dass die Haut nach einem Peeling – kurzzeitig – deutlich besser aussieht: Unter der Verhornung kommt rosig-frische Haut zum Vorschein. Längerfristige Abhilfe von innen bringt jedoch nur eine tiefgreifende Darmsanierung.

Bläulichrote Verfärbung tritt an manchen Gesichtsteilen, vornehmlich an Wangen und Nase, auf, wenn der Körper mit Fuselgiften aus der Kohlenhydratgärung überschwemmt wird. Dieser »Säufersattel« quer über das Gesicht kann auch bei Menschen vorkommen, die nie Alkohol trinken, aber große Mengen Rohkost oder Süßigkeiten essen. Mayr erklärt das damit, dass die Gifte aus dem Darm zunächst eine chronische Verengung der Blutgefäße (also eine auffällige Blässe) verursachen, später aber ermüden die Gefäße durch diese ständige Überspannung, sie erschlaffen und sind ständig maximal erweitert. Häufig sind auf Wangen und Nase Teleangiektasien zu sehen, dünne, blaurote Äderchen. Auch das Weiße der Augen ist häufig von geschlängelten roten Äderchen durchzogen. Der Volksmund nennt sie »geplatzte Adern«, doch diese Adern sind nicht »geplatzt«, nur unnatürlich erschlafft. Mit einer F.X. Mayr-Kur gewinnen sie ihre normale Funktion schnell wieder zurück.

Gelbliche oder grünliche Verfärbung ist meist durch eine Überforderung der Leber verursacht. Kann der Darm seine Entgiftungsfunktion nicht mehr erfüllen, so muss die Leber »einspringen«. Ist sie schließlich auch überfordert, so erhöht sich der Gallenfarbstoffspiegel im Blut. Eine gelbliche Verfärbung aller Körperteile ist die Folge. Häufig ist auch der Schweiß gelb und färbt sogar die Wäsche gelb. Bei Kindern kann es während der Ausbildung der zweiten Zähne zu einer dauernden Gelbfärbung des Zahnbeins, die für immer sichtbar bleibt, kommen. Am auffälligsten ist die Gelbfärbung aber im Gesichtsteint und im Weißen des Auges.

Machen Sie den folgenden einfachen Test: Halten Sie ein Blatt hochweißes Papier (kein Recyclingpapier!) direkt unter das Auge. Der Farbton des Weißen im Auge sollte genauso weiß sein wie das Papier.

Zweiter einfacher Test: Halten Sie ein Stück ockerfarbenen, moosgrünen oder zitronengelben Stoff an Ihr Gesicht. Wenn Ihnen diese Farben überhaupt nicht stehen und Sie krank und elend aussehen lassen, hat Ihre Haut einen gelblichen Unterton.

Auch hier kann die Mayr-Kur sofortige Erleichterung und Regeneration bringen. Da Leberschäden auch psychisch schwer »an die Leber gehen«, profitieren Leberschwache seelisch ganz besonders von der Mayr-Kur: Sie werden gelassener und fröhlicher; ihre geistigen Fähigkeiten kommen endlich voll zum Tragen.

Bräunliche Verfärbungen und Altersflecken treten vor allem im Gesicht und an den Händen auf. Es handelt sich dabei um Ausscheidungsprodukte, die nicht über den üblichen Weg, nämlich den Darm, entsorgt werden konnten, und daher wohl oder übel über die Haut nach außen dringen. Werden solche Flecken immer zahlreicher, und nimmt ihre Zahl immer rascher zu, ist das ein Zeichen, dass es höchste Zeit für eine Entschlackungskur ist!

Prüfstein der Ernährung: Haare, Nägel

Was für die Haut gilt, gilt in gleichem Maße auch für die »Hautanhangsgebilde« Haar und Nägel. Das gesunde Haar ist dicht, spannkräftig, seidig glänzend und satt gefärbt. Es muss (bei normaler Staubbelastung) nur einmal pro Woche gewaschen werden, lässt sich leicht frisieren und bricht auch dann nicht, wenn es durch Haarspangen, -gummis oder -reifen strapaziert wird.

Fettige, leicht verschmutzende, strähnige Haare sind erste Anzeichen einer Störung der Haarneubildung durch

Schadstoffe im Blut. Durch einen Mangel an Aufbaustoffen wird das Haar trocken, spröde, glanzlos und matt. Es ist dann meist auch störrisch und schlecht frisierbar.

Dünn und brüchig werden die Haare, wenn die schlechte Versorgungslage länger anhält. Dieser Mangel wird behoben, wenn der Darm wieder in der Lage ist, wichtige Vitalstoffe wie Vitamine, Mineralien, Spurenelemente, pflanzliche Phenole und andere Stoffe aus der Nahrung aufzunehmen. Nur sehr selten liegt wirklich eine Unterversorgung durch schlechte Ernährung vor, zumindest in den westlichen Industrieländern. Fast immer handelt es sich um eine Unfähigkeit des Darms – infolge jahrelanger Verschlackung –, die Inhaltsstoffe aus der Nahrung ins Blut aufzunehmen.

Auch die Nägel geben Hinweise auf den allgemeinen Gesundheitszustand. Der gesunde Nagel ist leicht gewölbt, glatt (das heißt ohne Längs- oder Querrillen), kräftig und elastisch. Er zeigt einen deutlich sichtbaren weißen Nagelmond und ist ansonsten gleichmäßig rosa, wobei die Rosafärbung des Nagels etwas intensiver ist als die der umgebenden Haut.

Dünne, spröde Nägel, die leicht einreißen oder brechen, sind ein Frühwarnsignal für Osteoporose, denn aus dem Zustand der Nägel können Rückschlüsse auf den Zustand der Knochen gezogen werden. Deshalb: Die Kalziumzufuhr in der Ernährung erhöhen. Der Osteoporose-Experte Prof. Dr. Peter Bung von der Universitätsfrauenklinik Bonn empfiehlt Brokkoli, Rüben und Blattgemüse. Das hilft nur, wenn die Nährstoffe auch vom Darm aufgenommen werden, daher ist auch in diesem Fall eine komplette Darmsanierung nach F.X. Mayr zu empfehlen.

Zu blasse Nägel sind ebenfalls ein Hinweis auf schlechten Ernährungszustand.

Blaurote, zu kräftig gefärbte Nägel deuten auf eine durch Darmgifte verursachte Kapillarerschlaffung hin.

Längsrillen im Nagel sind Anzeichen für eine Erschlaffung des Darms selbst (mehr dazu im Abschnitt »Ihr Bauch zeigt, wie gesund Sie sind«).

Querrillen zeigen an, dass der Nagel während seines Wachstums ungleichmäßig ernährt wurde, was häufig durch die stoßweise, unkontrollierte Ausscheidung angesammelter Stoffwechselschlacken verursacht ist.

Strecken Sie sich mal die Zunge raus!

Die Zunge ist ein wichtiger Indikator für den Allgemeinzustand – nicht umsonst schaut sich der Arzt bei einer medizinischen Untersuchung immer auch die Zunge an. Prüfen Sie Ihre Zunge einmal selbst im Spiegel. Normalerweise sollte sie klein, rosarot, feucht glänzend und ohne Belag sein. Weiße, gelbe, graue oder bräunliche Beläge sowie eine tiefrote Farbe der Zunge weisen auf Giftstoffe im Organismus hin. Zahneindrücke am seitlichen Zungenrand sind ein Zeichen dafür, dass die Zunge aufgequollen und vergrößert ist. Das spricht für einen Blut- oder Lymphstau im Schädelbereich mit Minderdurchblutung und schlechtem Abtransport von Schlacken. In allen diesen Fällen kann eine Darmreinigung Abhilfe schaffen, vor allem in Verbindung mit maßvoller, regelmäßiger Bewegung.

Ihr Bauch zeigt, wie gesund Sie sind

Wer einen dicken Bauch hat, ist einfach zu fett? Nicht immer. Dr. Mayr entdeckte schon früh, dass die Bauchform nicht nur mit dem Gewicht und der Verteilung des Körperfetts zusammenhängt. Sogar manche schlanken Frauen, die dazu noch sehr sportlich sind, klagen über einen vorstehenden »Spitzbauch«. Und tonnenförmige Männer mit »Bierbauch« sind häufig nicht wirklich fett – sie haben einen Blähbauch, der mehr aus Luft als aus Fett besteht.

Es ist der Darm, der letztlich die Bauchform bestimmt. Dadurch entstand auch die berühmte Mayr-Typologie der unterschiedlichen Bauchformen. Sie spielt eine zentrale Rolle, denn aus der Bauchform und der zu ihr in engstem Zusammenhang stehenden Körperhaltung des Patienten lassen sich wesentliche Erkenntnisse über gesundheitliche Fehlentwicklungen bereits beim scheinbar Gesunden gewinnen.

Das kann der Mayr-Arzt natürlich besonders gut, aber Sie können es – zumindest ansatzweise – selber auch: Stellen Sie sich unbekleidet und entspannt seitlich vor einen großen Spiegel und entscheiden Sie selbst, welche der im Folgenden abgebildeten und beschriebenen Bauch- und Haltungsformen auf Sie am ehesten zutrifft.

Der Normbauch und die aufrechte Haltung

Die nebenstehende Grafik zeigt einen Mann mit normaler Körperhaltung. Die rot gestrichelte »Falllinie« verbindet alle Schwerpunkte im Körper. Sie verläuft beim entspannten aufrechten Stand vom Schwerpunkt des Kopfes durch die

Halsmitte, schneidet die Achse der Schultergelenke im rechten Winkel und verläuft knapp hinter der Achse der Hüftgelenke und vor der Achse der Knie- und Sprunggelenke durch die Mitte der Standfläche zwischen beiden Füßen. Die inneren Organe liegen in der Nähe der Falllinie oder sind symmetrisch zu ihr angeordnet. Die Folge dieser harmonischen und praktischen Verteilung sind große Standfestigkeit bei optimaler Beweglichkeit ohne punktuelle Überlastungen, Schmerzen oder Muskelverspannungen. Der normale Bauchraum mit dem gesunden Darm ist in dieser Grafik in hellgelber Farbe dargestellt.

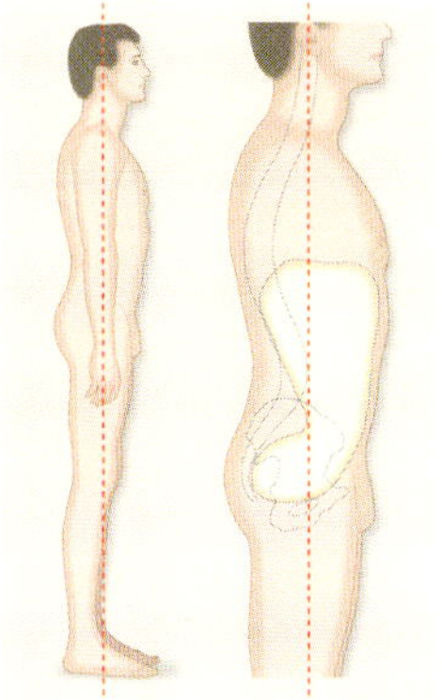

▲ Normalbauch und -haltung

Der entzündliche Kotbauch und die Entenhaltung

Fäulnisvorgänge im Darm bei ungenügender Verdauung tierischer Nahrung wie Fleisch, Wurst, Käse und Milch füllen die Darmschlingen allmählich mit fauligen Schlacken. Ein entzündlicher Kotbauch entwickelt sich, sichtbar als Spitzbauch unterhalb des Nabels. Er ist hart druckschmerzhaft und verändert seine Form durch Lagewechsel nicht, bleibt also auch im Liegen deutlich erkennbar. Um für den vergrößerten, schweren Darm mehr Platz im Bauchraum zu schaffen, wird das Becken nach rückwärts gekippt, die Brustwirbelsäule durchgestreckt und der Brustkorb höher gestellt. Dabei kommt es zu einer optischen Verkürzung des Halses. Die inneren Organe werden zum Schutz vor übermäßigem Druck nach hinten und unten verlagert. Von außen sieht das Ganze dann recht entenartig aus: Kurzer Hals, vorgewölbte Brust, nach hinten herausgestrecktes Gesäß. In extremen Fällen führt das maximal nach hinten gekippte Becken dazu, dass sogar die Gangart an das Watscheln einer Ente erinnert.

In der nebenstehenden Grafik sehen Sie, wie sich der Unterkörper durch das gekippte Becken hinter die Falllinie verschiebt. Das führt zum Abknicken der unteren Wirbelsäule (Hohlkreuz) und damit über kurz oder lang zu Bandscheibenproblemen. Um das Gleichgewicht zu halten, muss der Oberkörper im Gegenzug vor die Falllinie verschoben werden, was schmerzhafte Muskelverspannungen vor allem im Schulter- und Nackenbereich hervorrufen kann. Die blaue Fläche zeigt an, wie viel Platz durch die Haltungsveränderung zusätzlich im Bauchraum gewonnen wurde.

Eine solche Fehlhaltung wird natürlich häufig mit Rückenschmerzen, Verdauungsstörungen, gynäkologischen und urologischen Beschwerden einhergehen. Die Darmsanierung nach F.X. Mayr führt jedoch zu einer Rückbildung der entzündlichen Prozesse; Darm und Wirbelsäule nehmen wieder ihre normale Form an.

Der schlaffe Kotbauch und die lässige Haltung

Ist der Darm mit Fäulnisprodukten gefüllt, ohne dass eine Entzündung vorliegt, entsteht der schlaffe Kotbauch. Die mit flüssig-breiigem Inhalt gefüllten Darmschlingen sinken in den Unterbauch, der wie ein halbgefüllter Sack zwischen den Beckenknochen hängt. Die Bauchdecke ist weich und nicht druckempfindlich. Im Liegen fließt der Bauch zu den Seiten, die Bauchdecke wirkt dann häufig sogar fast flach. Im Stehen drückt der spannungslose, schlaffe Darm auf die

Unterleibsorgane. Das kann zur Senkung von Blase und Gebärmutter führen, mit Inkontinenz als Spätfolge. Der Blutstau in Becken und Beinen begünstigt die Entstehung von Hämorrhoiden und Krampfadern.

In der untenstehenden Grafik sieht man, wie die Bauchhöhle durch das Vordrängen der Darmschlingen erweitert wird (blau) und wie das von außen aussieht (rot). Das Gewicht des vorne herabhängenden »Darmsacks« versuchen Menschen mit schwach ausgebildeten Muskeln auszugleichen, indem sie den Oberkörper nach hinten neigen. So entsteht die »Fragezeichen-Haltung«. Auch wenn sie sich gerne gerade halten würden, sind die meisten »Fragezeichen« dazu aufgrund ihrer Muskelschwäche gar nicht in der Lage. Abhilfe vermögen hier nur Darmreinigung, eine Verbesserung der Essgewohnheiten und das Trainieren der Rückenmuskulatur zu schaffen.

Der Gasbauch und die Habtachtstellung

Wird vorwiegend pflanzliche Kost und Getreide oder Zucker falsch verstoffwechselt, dann kommt es im Darm vermehrt zur Gärung. Dabei werden Gase freigesetzt, die die Darmschlingen nach oben drängen. Äußerlich sichtbar wird dann ein hochstehender Bauch, dessen größte Wölbung zwischen Bauchnabel und Brustbein liegt (statt unterhalb des Nabels wie beim Kotbauch). Klopft man auf einen vollentwickelten Gasbauch, so entsteht bezeichnenderweise ein Ton wie von einem hohlen Fass.

Durch Kippen des Beckens nach hinten, verstärkte Krümmung der Lendenwirbelsäule, Strecken der Brustwirbelsäule und vermehrte Brustwölbung schaffen die Betroffenen mehr Platz für ihren Gasbauch. Diese – auf die Dauer recht anstrengende – Haltung findet sich häufig bei muskulösen Männern.

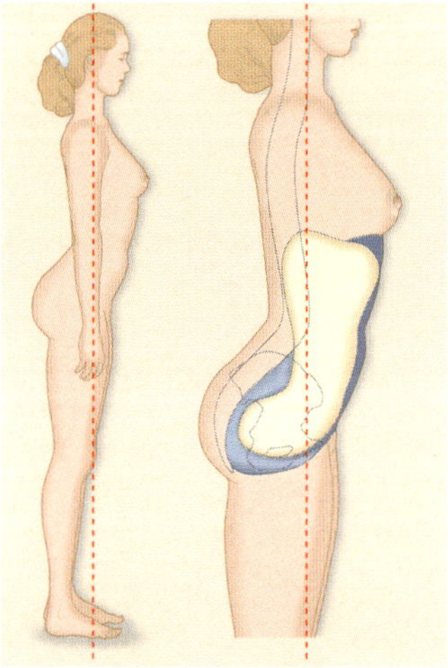

Der entzündliche Kotbauch: Die Entenhaltung

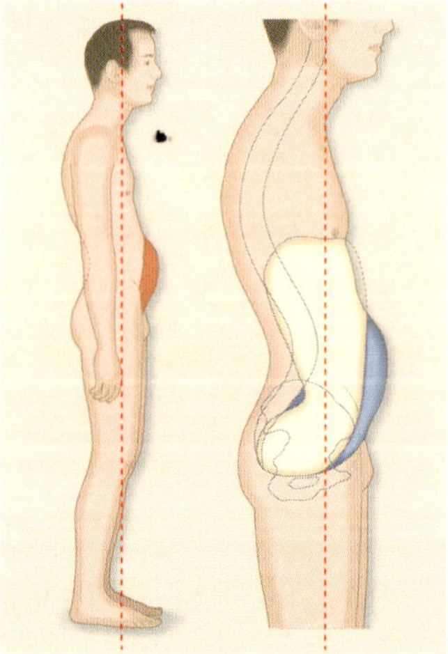

Der schlaffe Kotbauch: Die lässige Haltung

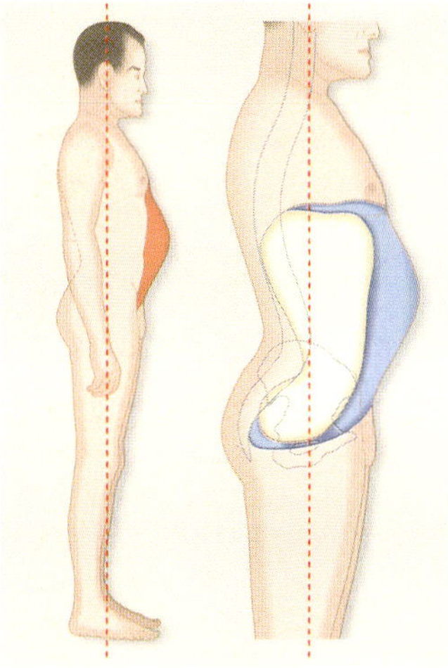

Der Gasbauch und die Habtachtstellung

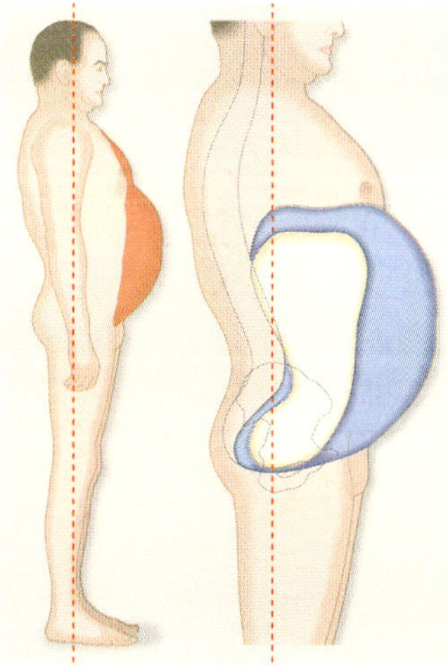

Der Gaskotbauch: Die Großtrommelträgerhaltung

Wie bei der Entenhaltung verstärkt das gekippte Becken die Belastung der unteren Wirbelsäule, was zu erhöhter Abnutzung und damit in der Folge zu Bandscheibenschäden führt. Beim Durchstrecken der Brustwirbelsäule werden meist unwillkürlich die Schultern mit hochgezogen, was den Hals optisch verkürzt und zu Verspannungen und Schmerzen im Nacken- und Schulterbereich führt.

Der Gaskotbauch und die Großtrommelträgerhaltung

Kommt es gleichzeitig zu Gärungs- und Fäulnisvorgängen im Darm, dann wird die gesamte vordere Bauchwand weit vorgewölbt, als trüge der Mensch eine Riesentrommel vor sich her. Im Extremfall wird dabei der Brustkorb glockenförmig erweitert und das Zwerchfell maximal hochgestellt. Infolgedessen verschwindet der Hals zwischen den Schultern, so dass sich die Nackenhaut wulstförmig verdickt. Zwischen Brustkorb und Kinn eingezwängt, bildet die Haut des vorderen Halses ein Doppelkinn. Häufig sieht man außerdem einen kleinen Buckel.

Wie sich hier die Statik des gesamten Körpers verändert, und welche Folgen das für Wirbelsäule und Muskulatur hat, kann man sich leicht vergegenwärtigen, indem man sich einen schweren Rucksack umhängt, aber nicht auf den Rücken, sondern vor den Bauch! Man wird sofort verstehen, warum der Großtrommelträger den Oberkörper so weit nach hinten beugen muss: Damit er ein Gegengewicht zu seinem imposanten Bauch herstellt. Der erwähnte kleine Buckel ist das erste Anzeichen einer permanenten Wirbelsäulenstauchung durch diese extrem unnatürliche Haltung. Dass Zwerchfell, Lunge und Herz kaum noch Platz haben und folglich in ihrer Funktion eingeschränkt sind, ist aus der Grafik leicht zu ersehen.

So steht es um Ihre Gesundheit wirklich – der Test

Man gewöhnt sich an alles, auch daran, dass der eigene Gesundheitszustand nicht so gut ist, wie er sein könnte. Die kleinen und größeren Anzeichen, dass der Stoffwechsel allmählich entgleist, ignoriert man und redet sich ein, dass das nur vorübergehend ist und bald wieder von selbst verschwindet.

Wir haben für Sie einen Test entwickelt, der Ihnen objektiv und unabhängig einen ersten Überblick gibt, ob mit Ihnen wirklich alles in Ordnung ist – oder ob es nicht doch Zeit wird, mal etwas für die Gesundheit zu unternehmen.

»Vorher« fotografieren zeigt »nachher« den Erfolg!

Eine gute Möglichkeit, den Kurerfolg zu überprüfen, ist auch der Vergleich von Fotos, die Sie vor und nach der Kur von sich machen (lassen). Da die Mayr-Kur in den meisten Fällen unmittelbar sichtbare Ergebnisse bringt, können sich dabei ganz erstaunliche Unterschiede zeigen. Kaufen Sie dafür doppelt so viel Filmrollen, wie Sie für die »Vorher«-Fotos brauchen, damit Sie für die »Nachher«-Fotos am Ende der Kur Filme vom selben Hersteller und

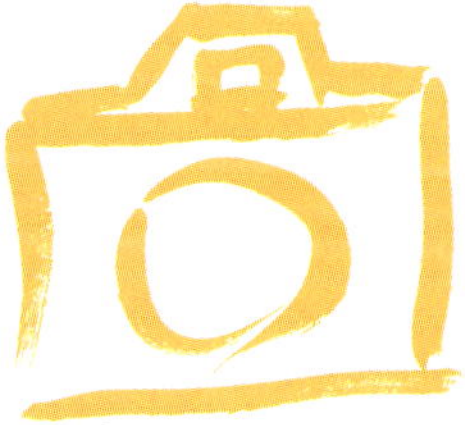

aus derselben Produktionscharge haben, so dass keine Unterschiede durch unterschiedliches Filmmaterial auftreten können. Wenn Sie digitale Fotos machen, notieren Sie sämtliche Einstellungen, die Sie an den Geräten vornehmen, und benutzen Sie »vorher« und »nachher« denselben Drucker zum Ausdrucken der Fotos.

Machen Sie ein paar Porträtfotos mit zurückgebundenen Haaren, möglichst bei indirektem Tageslicht, das heißt, in hellem Naturlicht, aber ohne direkte Sonneneinstrahlung. Sowohl direktes Sonnenlicht als auch Kunstlicht verfälschen die zarte Hauttönung, die einer der wichtigsten Anhaltspunkte für den Gesundheitszustand ist. Auf einem der Fotos sollte man auch Ihre Zunge sehen können – strecken Sie sie so weit wie möglich heraus.

Für die Dokumentation der Bauchform machen Sie eine Ganzkörperaufnahme von der Seite, in Ihrer normalen, entspannten Haltung, entweder mit dem Selbstauslöser, oder Sie bitten eine andere Person, Sie zu fotografieren. Schummeln Sie dabei nicht, indem Sie den Bauch einziehen oder die Luft anhalten. Außer Ihnen wird diese Fotos ja niemand zu sehen bekommen – es sei denn, Sie wollen allen den Erfolg Ihrer Mayr-Kur zeigen!

Ihr Fragebogen »vorher – nachher«

Lesen Sie die folgenden Beschreibungen bitte genau durch und kreuzen Sie alle Eigenschaften an, die Sie an sich selbst beobachten. Bei manchen Oberbegriffen (zum Beispiel »Nägel«), können Sie auch mehrere Eigenschaften ankreuzen, wenn diese auf Sie zutreffen.

Hauttonus

Machen Sie den Tonusprüfgriff: Nehmen Sie am oberen Ende des Wangenknochens, unter dem äußeren Augenwinkel, die Gesichtshaut zwischen Daumen und Zeigefinger und versuchen Sie die so entstandene Hautfalte sanft vom Knochen abzuheben.

Haut fest, glatt, lässt sich nicht abheben	☐	0 Punkte
Haut lässt sich nicht mehr als 1 cm abheben	☐	5 Punkte
Haut lässt sich leicht abheben, mehr als 1 cm	☐	10 Punkte

Hautzustand

immer klares Hautbild, reine Haut	☐	0 Punkte
manchmal Pickel	☐	2 Punkte
ständig Pickel, Akne	☐	5 Punkte
häufig Furunkel, Ekzeme	☐	10 Punkte

Hautfarbe

rosig oder klar hellbraun (bei Europiden)	☐	0 Punkte
blassweiß	☐	5 Punkte
schmutziggrau	☐	10 Punkte
bläulichrot	☐	10 Punkte
gelblich	☐	5 Punkte
grünlich	☐	10 Punkte
Altersflecken (bei Menschen über 45 Jahren)	☐	5 Punkte
Altersflecken (bei Menschen unter 45 Jahren)	☐	10 Punkte

Wieso soll ausgerechnet ich das machen?

Haar

dicht, spannkräftig, glänzend	☐ 0 Punkte
fettig, strähnig, verschmutzt schnell	☐ 2 Punkte
trocken, glanzlos, matt	☐ 5 Punkte
dünn, brüchig, fällt leicht aus	☐ 10 Punkte

Finger- und Zehennägel

kräftig, rosa, glatt	☐ 0 Punkte
blass	☐ 5 Punkte
blaurot	☐ 5 Punkte
Längsrillen	☐ 5 Punkte
Querrillen	☐ 5 Punkte
dünn, spröde, brechen oder reißen leicht ein	☐ 10 Punkte

Zunge

klein, rosig, feucht, ohne Belag	☐ 0 Punkte
weißer, grauer, gelber oder bräunlicher Belag	☐ 5 Punkte
tiefrot	☐ 5 Punkte
Zahneindrücke am seitlichen Zungenrand	☐ 5 Punkte

Bauch

flach, weich, schmerzfrei, deutlich sichtbare Taille	☐ 0 Punkte
Unterbauch vorstehend, hart, druckempfindlich; Hohlkreuz, herausgestrecktes Gesäß (Entenhaltung)	☐ 10 Punkte
schlaff nach unten hängend, weich, nicht druckempfindlich; S-förmige Körperhaltung (lässige Haltung)	☐ 20 Punkte
Oberbauch vorstehend, klingt beim Beklopfen hohl, durchgestrecktes Kreuz, hochgezogene Schultern (Habtachtstellung)	☐ 20 Punkte
Ober- und Unterbauch stark vorgewölbt, Doppelkinn, beginnender Buckel (Großtrommelträgerhaltung)	☐ 30 Punkte

Auswertung

0–25 Punkte:

Wenn Sie unter zehn Punkten geblieben sind, kann man Ihnen zu Ihrem ausgezeichneten Gesundheitszustand nur gratulieren. Bei Punktzahlen über zehn ist zwar nicht mehr alles ganz optimal, doch Ihre Gesundheit ist noch im Mayrschen Normbereich. Eine Mayr-Kur würde Ihnen nicht schaden, ist aber nicht unbedingt nötig.

26–50 Punkte:

Bei Ihnen hat die Verschlackung bereits begonnen. Jetzt wäre der ideale Zeitpunkt für eine Mayr-Kur, denn je früher Sie etwas unternehmen, desto besser das Ergebnis.

51–75 Punkte:

Ihre Verschlackung ist bereits deutlich ausgeprägt. Sie sollten auf alle Fälle eine Mayr-Kur ausprobieren. Die Wahrscheinlichkeit ist groß, dass viele Ihrer kleinen und großen Beschwerden dadurch verschwinden werden.

76–100 Punkte:

Sie leiden an einer hochgradigen Verschlackung. Für eine in »Eigenregie« durchgeführte Mayr-Kur, wie in diesem Buch beschrieben, ist es bei Ihnen zu spät – je schlimmer die Verschlackung, desto häufiger kommt es zu Gesundheitskrisen während einer Mayr-Kur, weil der Körper die großen Mengen an freigesetzten Giften nicht schnell genug bewältigen kann. Sie sollten aber unbedingt baldmöglichst eine Mayr-Kur unter ärztlicher Aufsicht in einer Kurklinik oder einem anerkannten Mayr-Gesundheitszentrum durchführen!

Nach Ihrer Kur werden Sie diese Fragen nochmals beantworten, um zu sehen, wie gut der Erfolg Ihrer Mayr-Kur ist.

KAPITEL 3

Wie geht F. X. Mayr denn jetzt genau?

Je früher gesundheitliche Störungen erkannt werden, desto größer sind die Chancen, Schaden zu vermeiden und eine völlige Wiederherstellung der Gesundheit zu bewirken. Damit das klappt, reicht einfaches Pillenschlucken aber nicht aus. Die Mayr-Medizin baut vielmehr auf der Eigeninitiative des Einzelnen auf, der selbst tätig werden muss. Mit den vier »S« – Schonung, Säuberung, Schulung und Substitution – appelliert die Mayr-Medizin an die intensive Mitwirkung des aufgeklärten Patienten.

F. X. Mayr-Basics: Die vier großen »S«

Im Unterschied zu der Behandlung in der Schulmedizin müssen Sie bei einer Mayr-Therapie selbst aktiv werden und die Verantwortung für Ihre Gesundheit übernehmen. Damit tun Sie etwas für sich und Sie setzen aus eigener Kraft die Selbstheilungskräfte Ihres Organismus in Gang. Dabei helfen Ihnen die vier großen »S« der Mayr-Therapie: Schonung, Säuberung, Schulung und Substitution.

Schonung: Ihr Darm macht Ferien

Durch eine Zeit der Schonung erhalten Darm und Gesamtorganismus die Chance, sich zu erholen und zu erneuern. Eine tiefgreifende Entgiftung kann jedoch unmöglich im Schnellverfahren erfolgen. Hinzu kommt, dass Sie ein neues Trink- und Essverhalten erlernen werden, auch das erfordert Zeit. Nehmen Sie sich daher für eine Mayr-Kur mindestens drei bis vier Wochen »Auszeit« – erst dann ist Ihnen der Erfolg sicher. Die Schonung des Verdauungstrakts während einer Mayr-Therapie erreichen Sie durch die Verwendung immer der gleichen Lebensmittel (Monotonie), durch intensives Kautraining und durch das Einhalten festgelegter Essenszeiten.

Gründlich kauen schont den Darm

»Gut gekaut ist halb verdaut«, sagt der Volksmund, und Recht hat er! Je gründlicher Sie kauen, umso sicherer sind Sie vor Fehlverdauungsprozessen, die zu Gärung und Fäulnis und nachfolgend zur Selbstvergiftung aus dem Darm führen. Doch richtig Kauen muss erst wieder erlernt und trainiert werden – wofür sich eine Mayr-Kur hervorragend eignet. Nach drei bis vier Wochen hat sich das intensive Durchkauen jedes Bissens in Ihr Unterbewusstsein eingeprägt. Sie lernen also eigentlich nicht, zu fasten, sondern richtig zu essen. Nur so kann der Therapieerfolg über die Kur hinaus andauern.

Wichtig ist auch, wann Sie essen. Der Darm folgt einer biologischen Uhr. Genau wie Sie selbst hat er seine Leistungshochs und -tiefs. In der Kur lernen Sie, Ihre Hauptmahlzeit morgens oder mittags einzunehmen, denn am Abend ist der Darm müde und überfordert, wenn er noch viel leisten soll. Übrigens empfiehlt auch die altindische Ayurveda-Lehre, dann zu essen, »wenn man vom Schlaf der vergangenen und der kommenden Nacht gleich weit entfernt ist« – mit andern Worten: mittags.

Auszeit – auch für die Seele

Schonung bedeutet aber nicht nur Schonung des Darms. Sie sollten sich in jeder Hinsicht so viel Ruhe wie möglich gönnen – auch seelisch. Vermeiden Sie belastende Situationen, Stress und Hektik, und entziehen Sie sich für eine Weile der Informationslawine, mit der Sie täglich von Radio, Presse und Fernsehen überrollt werden.

Sport sollten Sie während der Kur nur in Maßen betreiben, und dabei Sportarten wählen, die entspannend wirken und ohne große körperliche Belastung durchführbar sind. Geeignet sind zum Beispiel Wandern, Walken, Radfahren, Schwimmen und Golfen. Oder Sie gehen einfach spazieren, ohne Zeitdruck, ohne Leistungsanspruch. Falls Sie in der ersten Woche der Kur ein erhöhtes Schlafbedürfnis verspüren: Geben Sie dieser Neigung ruhig nach, Ihr Körper holt sich nur, was er braucht.

Säuberung: Großreinemachen von innen

Das tägliche Trinken einer salzhaltigen Lösung führt zur Reinigung des Verdauungstrakts und zur Ausscheidung von Fäulnis- und Gärungsgiften. Das hierzu verwendete Bittersalz oder F. X.-Passagesalz zieht Wasser an. Dadurch wird der Darm regelrecht von innen gespült – eine besonders gründliche Reinigung. Es ist sehr wichtig, dass Sie viel trinken, damit das ausgeschiedene Wasser rasch ersetzt werden kann. Salzhaltige Trinklösungen führen zu fast flüssigem Stuhlgang, der jedoch im Gegensatz zu Durchfallerkrankungen keine Krämpfe verursacht und kontrolliert ausgeschieden werden kann.

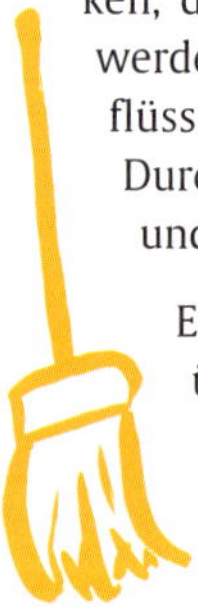

Ein gereinigter und gut funktionierender Darm übt während der Therapie eine Art Sogwirkung auf die im Gewebe abgelagerten Säuren, Giftstoffe und nicht abgebauten Stoffwechselprodukte aus: Sie werden mobilisiert und ausgeschieden. Diese Entschlackung werden Sie zuerst an Ihrer Haut feststellen: Sie wirkt wie von innen gereinigt, weich und rosig.

Für gewöhnlich nimmt man morgens nüchtern nach dem Aufstehen einen gestrichenen Teelöffel Bittersalz zu sich, aufgelöst in einem Glas mit warmem Wasser. Das Bittersalz kann bereits am Vorabend mit ein wenig Wasser angesetzt werden, dann löst es sich über Nacht vollständig auf. Morgens wird dann nur noch etwas warmes Wasser und ein Teelöffel Basenpulver zugegeben. Wir wollen Ihnen nichts vormachen: Bittersalz schmeckt scheußlich. Manchmal hilft es, etwas Zitronensaft zuzugeben, das Gebräu schmeckt dann – fast – wie Grapefruitsaft. Bittersalz ist besser bekömmlich, wenn Basenpulver zugesetzt wird. Basenpulver gibt es in der Apotheke oder im Reformhaus. Sie können aber auch einfach Natriumbikarbonat (doppeltkohlensaures Natron) nehmen, wie es gegen Sodbrennen und Säureüberschuss im Magen verwendet wird.

Nehmen Sie nicht mehr als einen gestrichenen Teelöffel von dem Bittersalz ein – das genügt völlig, und Sie wollen ja keine »Rosskur« machen. Wichtig ist vielmehr, dass das Bittersalz während der Mayr-Therapie täglich getrunken wird. Nur so können sich alle Verdauungsrückstände lösen.

Wenn Sie Bittersalze partout nicht hinunterwürgen können, sind Polyethylenglycol-Präparate (aus der Apotheke) eine moderne und gut verträgliche Alternative. Sie binden

Gut zu wissen

Salz macht sauber

Zur gründlichen Darmreinigung werden mehrere Salzarten verwendet:

Glaubersalz (Natriumsulfat) ist seit Großmutters Zeiten ein viel gebrauchtes mildes Abführmittel.

Bittersalz ist eine Mischung aus Glaubersalz (Natriumbicarbonat, Natriumsulfat, Natriumchlorid) und Magnesiumsulfat.

Karlsbader Salz ist eine natürliche Mischung von Natriumsulfat, Magnesiumsulfat und Spuren von anderen Mineralien, vor allem Natriumbikarbonat. Karlsbader Salz ist durch seinen Gehalt an Natriumbikarbonat bereits leicht basisch, enthält also bereits eine Art Basenpulver.

Der bittere Geschmack und der unangenehme Geruch der Salze sind auf ihren Schwefelgehalt zurückzuführen. Schwefel wird von alters her als mildes innerliches und äußerliches Reinigungsmittel angewendet.

Wasser, das erst im Darm freigesetzt wird und wirken wie eine Art »Einlauf zum Einnehmen«.

Wer weder Salz noch Medikamente schlucken will, kann natürlich auch die gängigste Methode schlechthin benutzen: den guten alten Einlauf. Einen Einlauf zu machen, ist gar nicht schwer und auch für Berufstätige und sonstige »Eilige«, die nicht riskieren wollen, dass ihr Abführmittel ausgerechnet in einem wichtigen Meeting oder beim Einkaufen anfängt zu wirken, gut geeignet. Hier bestimmen Sie, wann Ihr Darm entleert wird und Sie können sich in Ruhe darauf vorbereiten. Kaufen Sie sich einen Irrigator (in der Apotheke oder im Medizinischen Fachhandel), das heißt, ein Wassergefäß mit einem Schlauch daran und – na, das Weitere wird auf der Gebrauchsanleitung des Irrigators ausführlich und mit Bildern beschrieben.

Viel trinken spült den Darm

Dass Sie während der Kur sehr viel trinken sollen, kann gar nicht oft genug betont werden. Da die Endprodukte vieler Stoffwechselprozesse und in Wasser gelöste Giftstoffe über den Urin ausgeschieden werden, sollten Sie mindestens drei Liter Flüssigkeit pro Tag zu sich nehmen. Am besten geeignet sind Quellwasser, stilles Mineralwasser und basische Kräutertees. Trinken Sie lieber zwischen den Mahlzeiten als zum Essen, um die Verdauungssäfte nicht zu verdünnen.

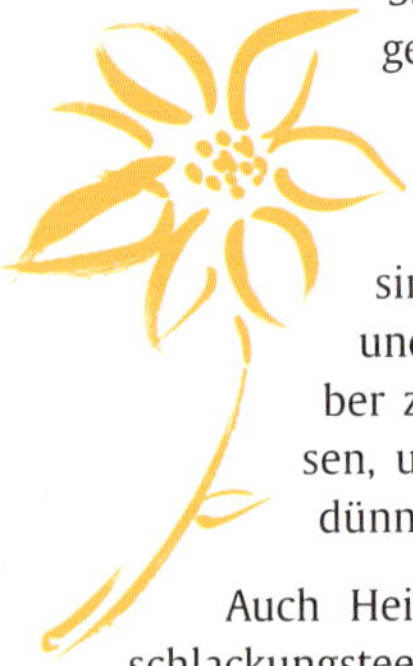

Auch Heiltees wie Brennnesseltee oder Entschlackungstee sind geeignet. Trinken Sie pro Tag immer nur eine oder zwei Tassen davon, weil die Wirkung der

Gut zu wissen

Die richtige Tee-Zubereitung

Kräutertees werden bei der Mayr-Kur auf besondere Art zubereitet. Die beste Wirkung entfalten sie nämlich als kurz gebrühte, »blonde« Tees: Gießen Sie so viel Tee, wie zwischen drei Finger passt, oder einen Beutel Fertigteemischung mit einem Liter heißem Wasser auf und lassen Sie ihn nicht länger als eine Minute ziehen. So bleiben die Geschmacks- und Aromastoffe erhalten und der Tee kann seine milde, unterstützende Wirkung entfalten.

Tees sonst zu stark wird. Ein Beispiel: Befindet sich etwas Pfefferminze in einer Teemischung, ist das in Ordnung. Sie sollten aber nicht drei Liter Pfefferminztee am Tag trinken, auch nicht verdünnt, denn Pfefferminztee in größeren Mengen kann zu Blähungen und Bauchschmerzen führen. Auch von Kamillentee ist abzuraten: Kamille setzt die Darmtätigkeit herab. Daher wirkt sie bei akuten Magen-Darm-Beschwerden lindernd, eignet sich aber ganz und gar nicht für die Mayr-Therapie.

Trinken Sie nur reinen Kräutertee, der keinen Schwarzen oder Grünen Tee, Früchte, Fruchtschalen, Rooibos, Aromastoffe, Farbstoffe und so weiter enthält. Fruchtzusätze reagieren im Organismus sauer, Aromastoffe irritieren die Geschmacksnerven und Rooibos kann, in großen Mengen genossen, den Kreislauf schwächen.

Ausnahme: Eine (einzige) Tasse Grüner Tee ist erlaubt, um morgens den Kreislauf in Schwung zu bringen und wichtige pflanzliche Vitalstoffe, vor allem Phenole, zuzuführen. Generell eine gute Alternative zu Schwarzem und Grünem Tee ist der würzige und belebende Ingwertee.

Gut zu wissen

Ingwertee-Rezept

Schneiden Sie ein paar Zentimeter einer frischen Ingwerwurzel ab, schälen Sie das Wurzelstück, schneiden Sie es in Scheiben und brühen Sie es mit siedendem Wasser auf. Besonders am Morgen belebt Ingwertee, regt den Kreislauf, die Verdauung und das Immunsystem an.

Ob eine Gemüsebrühe (ohne Einlagen) ein Getränk oder eine Mini-Mahlzeit ist, darüber lässt sich streiten. Sicher ist jedenfalls, dass sie eine ideale Ergänzung zu Wasser und Kräutertee darstellt, nicht nur während der Mayr-Therapie, sondern auch im Alltag. Neben ihrer Funktion als Flüssigkeitslieferant ist die Gemüsebrühe auch ein wohltuender Basenspender. Sie kann mehrere Tage im Kühlschrank aufbewahrt und bei Bedarf getrunken werden.

Neben diesen ausdrücklich empfohlenen Getränken gibt es auch einige weniger empfehlenswerte Flüssigkeiten: Kaffee und Alkohol wirken stark diuretisch, führen also zu einer vermehrten Flüssigkeitsausscheidung über die Nieren. Dadurch verliert der Körper zu viel Flüssigkeit. Das Ziel einer Mayr-Kur ist aber gerade, die Flüssigkeitsdepots des Körpers aufzubauen und zu erneuern.

Frucht- und Gemüsesäfte enthalten viele schwer verdauliche und damit gärende und blähende Kohlenhydrate. Limonade enthält meist viel zu viel Zucker, der ebenfalls zu vermehrter Gärung im Darm führt. Ganz schlecht ist Cola: Sie enthält große Mengen Zucker, wassertreibendes Koffein, Konservierungsstoffe, künstliches Aroma und Farbstoffe.

Die Seele säubern

Die Mayr-Therapie ist eine Zeit des Innehaltens und der Innenschau, und daher bestens geeignet, sich auch von seelischen »Verstopfungen« zu befreien. Sowohl Missmut, Depression und Verstimmung, als auch überschießende Aggression, innere Unruhe und Gereiztheit haben eine enge Verbindung zu Störungen der Ausscheidungsfunktion.

Wenn Sie jetzt körperliche Schlacken loswerden, kann es passieren, dass auch seelische »Altlasten« wieder ins Bewusstsein zurückkehren. Nehmen Sie sich die Zeit, diesen Seelenmüll noch einmal Revue passieren zu lassen – und ihn dann endgültig zu vergessen. Es kann hilfreich sein, mit einem nahen (und diskreten) Freund darüber zu sprechen. Eine andere Möglichkeit ist, sich den Seiten eines Tagebuchs anzuvertrauen oder den Seelenstress durch körperliche Bewegung abzubauen.

Die Kurzeit bietet eine Ihnen die Gelegenheit, Ihre wirklichen Ziele im Leben und Ihre Bedürfnisse wahrzunehmen, Konflikte – aus einer gewissen inneren Distanz – ruhiger und objektiver zu beurteilen, und vielleicht sogar neue Lösungen zu finden. Es kann sein, dass Sie während einer Mayr-Therapie einschneidende Veränderungen für Ihr weiteres Leben beschließen. Zugleich werden manchmal tief verschüttete, schöpferische Kräfte geweckt, die im Alltagsleben immer wieder »weggeschoben« werden.

Die 10 Goldenen Grundsätze der gesunden Ernährung

- Kauen Sie jeden Bissen gut durch – mindestens dreißigmal. Schlucken Sie nicht, bevor die Konsistenz der Nahrung nicht fast flüssig ist durch gründliches Zerkleinern und Einspeicheln.
- Nehmen Sie sich Zeit zum Essen – auch bei kleinen Mahlzeiten mindestens eine halbe Stunde – und genießen Sie es.
- Nicht mehr als drei Mahlzeiten pro Tag. Denken Sie daran: Ihr Darm braucht Pausen! Zwischen den einzelnen Mahlzeiten sollten vier bis fünf Stunden liegen.
- Essen Sie Ihre Hauptmahlzeit um die Mittagszeit. Abends sollten Sie höchstens noch eine Kleinigkeit zu sich nehmen.
- Vermeiden Sie Rohkost und Fruchtsäfte am Abend, sonst kommt es in der Nacht zu Gärungsprozessen im Darm.
- Essen Sie nicht nebenbei, im Stehen, während Sie lesen oder fernsehen. Führen Sie bei Tisch keine Streitgespräche oder Problemdiskussionen. Wenn Sie es irgend einrichten können, dann essen Sie nicht, wenn Sie erschöpft und übermüdet sind.
- Trinken Sie zwei bis drei Liter Wasser oder Kräutertee pro Tag, aber nicht zu den Mahlzeiten, um die Verdauungssäfte nicht zu verdünnen.
- Richten Sie alle Speisen liebevoll und dekorativ an. Auch wenn Sie alleine essen – Sie sind schließlich auch wer!
- Das alte Sprichwort »Man soll aufhören, wenn's am schönsten ist«, trifft in besonderem Maße aufs Essen zu. Wenn Ihnen das zu schwer fällt: Machen Sie eine Pause von etwa zehn Minuten, sobald Ihr erster Hunger gestillt ist. Wenn Sie dann immer noch Hunger haben, können Sie ja noch etwas essen. Meist werden Sie aber feststellen, dass Sie nicht mehr hungrig sind. Das Sättigungsgefühl braucht einfach eine Weile, um in Ihrem Gehirn anzukommen!
- Essen Sie alles, was Sie essen, mit Genuss und ohne schlechtes Gewissen. Eine kleine Sünde dann und wann ist – bei im Allgemeinen vernünftiger Ernährung – durchaus drin. Und je mehr Sie den »Ausrutscher« genießen, desto größer ist der seelische Gewinn!

Schulung: Wieder richtig essen lernen

Die Mayr-Therapie bietet Ihnen eine hervorragende Gelegenheit, ungesunde Gewohnheiten durch neue, gesunde zu ersetzen.

Wichtig ist auch ein ausgeglichenes Säure-Basen-Verhältnis beim Essen. Das bedeutet: Essen Sie immer basische mit basischen oder basische mit sauren, nie jedoch saure mit sauren Lebensmitteln.

Basische Lebensmittel:

- Gemüse
- Reifes Obst
- (Roh-)Milch und Sahne
- hochwertige Pflanzenöle
- Kräuter
- Salat

Saure Lebensmittel:

- Fleisch, Fisch, Wurst
- Käse, Quark, Joghurt, Kefir
- Getreide und Getreideprodukte wie Brot, Nudeln, Reis
- Zucker, Süßigkeiten, Limonaden, Eis
- gehärtete, raffinierte Fette und Öle, Margarine
- Alkohol, Kaffee, Schwarzer und Grüner Tee

Eine gute basische Lebensmittelkombination ist zum Beispiel Kartoffelauflauf mit Karotten, Fenchel, Sahne und frischen Kräutern, eine ausgeglichene Säure-Basen-Kombination wäre Steak mit Brokkoli und Salat, und eine schlechte, weil sauer-saure Kombination wäre Fisch mit Reis und grünem Tee. Aus der letztgenannten Kombination können Sie ersehen, dass auch viele Lebensmittelzusammenstellungen, die als »kalorienarm« und daher »gesund« gelten, nach

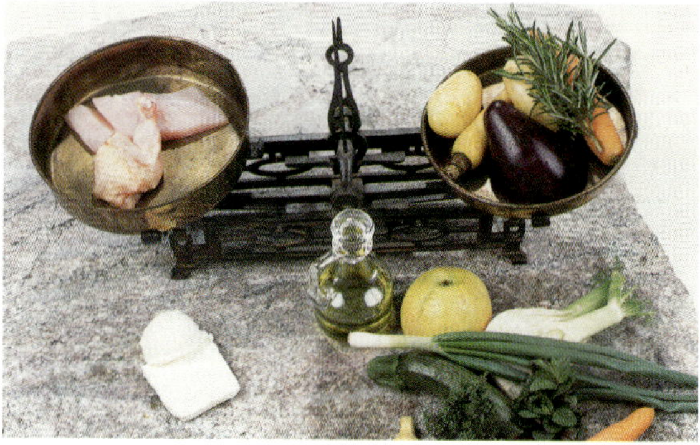

▲ Für die Säure-Basen-Balance sollte eine Mahlzeit ⅓ Fleisch oder Fisch enthalten und ⅔ Gemüse oder Kartoffeln.

der Mayr-Lehre nicht zu empfehlen sind. Ebenso verhielte es sich mit einer Mahlzeit aus Kalbfleisch, Vollkornnudeln und Tsatsiki (griechisch gewürztem Joghurt): Die Zutaten sind zwar vollwertig und vitaminreich, erzeugen aber zu viel Säure.

Die in den Industrieländern vorherrschende Übersäuerung wird vor allem durch zu hohen Eiweißverzehr hervorgerufen. Der tatsächliche Bedarf an Eiweiß beträgt pro Tag etwa ein halbes Gramm pro Kilo Körpergewicht. Die meisten von uns nehmen jedoch das Doppelte bis Dreifache zu sich.

Fleisch, Fisch, Wurst, Käse und andere Milchprodukte sind Lebensmittel mit der höchsten Eiweißkonzentration. Auch Getreide wirkt im Körper sauer, jedoch nur etwa halb so stark wie Fleisch, Fisch, Wurst und Käse.

Es wäre vollkommen ausreichend, nur jeden zweiten oder dritten Tag Eiweiß zu essen, um den Bedarf zu decken. Auch dann aber sollte das Säure-Basen-Verhältnis bei jeder einzelnen Mahlzeit ausgeglichen bleiben. Reichen Sie zu Fleisch- oder Fischgerichten daher lieber Gemüse und Kartoffeln als Nudeln oder Reis. Weil Fleisch und Fisch immer konzentrierter ist als Gemüse, empfiehlt sich ein Mengenverhältnis von etwa zwei Dritteln Gemüse zu einem Drittel Fleisch oder Fisch.

Substitution: Ergänzen, was fehlt

Durch die Substitution, das gezielte Zuführen wertvoller Vitalstoffe, erhält Ihr Körper während der Therapie genau das, was ihm fehlt.

Durch die Freisetzung von Säuren und Abfallprodukten ins Blut führt eine Mayr-Therapie zwangsläufig zur Übersäuerung des Organismus. Oft tritt während der Mayr-Therapie auch ein bereits bestehender Mangel an Magnesium und Kalium zutage, der sich durch ziehende Schmerzen im Rücken- und Gesäßbereich bemerkbar macht. Gegen beide Probleme, Übersäuerung und Magnesium-Kalium-Mangel, hilft Basenpulver: Es neutralisiert die Säuren und führt dem Körper die benötigten Mineralstoffe zu. Basenpulver ist in Drogerien, Reformhäusern und Apotheken erhältlich.

Bei einer Entgiftung des Körpers werden zudem aggressive Stoffwechselprodukte freigesetzt, so genannte Freie Radikale. Sie wirken zellschädigend und können das Immunsystem schwächen. Der Körper verfügt zum Glück über ein eigenes System zum Abfangen Freier Radikale. Er benötigt hierzu jedoch bestimmte Vitamine und Mineralstoffe, die so genannten Antioxidanzien. Hierzu gehören vor allem die Vitamine A, C und E sowie Zink und Selen. Eine Ergänzung der Nahrung mit diesen Stoffen ist daher während der Entgiftungsphase anzuraten.

Die F. X. Mayr-Kur für Sie

Die im Folgenden beschriebene Kur können Sie bei sich zu Hause durchführen. Sie brauchen dafür mindestens drei Wochen, besser wären – mit Vor- und Nachkur – sogar vier oder fünf Wochen. Am Ende dieses Kapitels bekommen Sie einen »Kurfahrplan«, auf dem genau steht, was an welchem Tag während der drei Wochen geplant ist. Aber schauen wir uns doch zunächst einmal den typischen Tagesablauf bei einer Mayr-Kur an.

Der F. X. Mayr-Tag

Stehen Sie möglichst früh auf und beginnen Sie den Tag, indem Sie das Fenster öffnen und einige Minuten tief durchatmen. Danach trinken Sie Ihre tägliche Ration Bitterwasser. Idealerweise haben Sie diese schon am Vortag angemischt: Lösen Sie dafür einen gestrichenen Teelöffel Bittersalz, Glaubersalz oder Karlsbader Salz in einer kleinen Menge warmem Wasser auf. Morgens füllen Sie das Glas dann wieder mit warmem Wasser auf einen Viertelliter Inhalt auf. Das Bitterwasser nicht zu kalt trinken, Wärme verstärkt die Wirkung.

Säure binden mit Basenpulver

Damit Ihr Organismus nicht durch die vielen Säuren, die Sie während der Kur ausscheiden, überlastet wird, sollten Sie dreimal täglich in Wasser aufgelöstes Basenpulver trinken. Morgens können Sie das Basenpulver gleich mit dem Bittersalz zusammen trinken.

Basenpulver gibt es in verschiedenen Zusammensetzungen in Reformhäusern, Drogerien und Apotheken. Bereiten Sie das Basenpulver nach den Angaben des Herstellers zu. Da Sie es zwei- bis dreimal täglich einnehmen werden, können Sie ruhig die kleinste empfohlene Menge pro Einnahme wählen – ein gestrichener Teelöffel auf einen Viertelliter Wasser genügt meist. Da die Mineralien die nächtliche Entgiftungsarbeit der Leber unterstützen, ist es besonders wichtig, das Basenpulver regelmäßig jeden Abend vor dem Schlafengehen einzunehmen.

Bleiben Sie in Bewegung!

Nach dem Bitterwassertrinken sollten Sie sich mindestens 15 Minuten lang bewegen. Ein kleiner Morgenspaziergang oder ein paar Gymnastikübungen reichen aus! Um richtig wach zu werden, sind außerdem Trockenbürsten oder Wechselduschen zu empfehlen (mehr dazu im Kapitel »Was kann ich sonst noch tun?«).

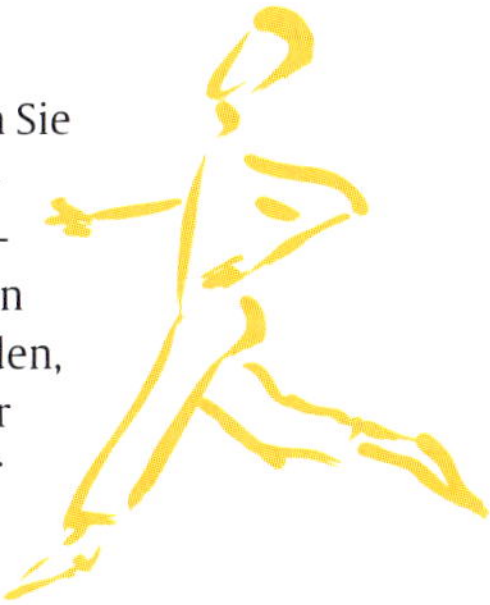

Erste Kau-Aufgabe: Das Frühstück

Ihr Basis-Kurfrühstück besteht aus ein bis zwei Kursemmeln (siehe Seite 62), plus einer halben Tasse Vollmilch, Sojamilch oder Milch-Malzkaffee. An manchen Tagen kommen noch Quark, Tofu oder Joghurt hinzu, eventuell mit »Geschmacksgebern« in Form von Gemüse oder Kräutern (siehe »Kurfahrplan« und Rezepte weiter hinten in diesem Kapitel).

Gut zu wissen

Eine kleine Mayr-Kauschule

Schneiden Sie eine Kursemmel in dünne Scheiben, nehmen Sie einen kleinen Bissen davon in den Mund und kauen Sie so lange, bis ein flüssiger Brei entsteht. 30 bis 40 Kaubewegungen sollten es schon sein – am besten zählen Sie am Anfang mit, denn das ist doch recht ungewohnt.

Dann nehmen Sie einen Teelöffel (!) Milch oder andere Flüssigkeit (je nach Kurfahrplan) in den Mund, vermischen sie mit dem Nahrungsbrei und schlucken erst dann hinunter. Wenn Sie das gewissenhaft machen, werden Sie auch für kleine Mahlzeiten kaum weniger als eine halbe Stunde brauchen. (Wenn Sie nach einer Viertelstunde schon fertig sind, haben Sie höchstwahrscheinlich nicht gründlich genug gekaut!)

Immer wieder: Trinken, trinken, trinken

Sie wissen ja bereits: Drei Liter Flüssigkeit am Tag sollen Sie während der Kur zu sich nehmen, in Form von Quellwasser, stillem Wasser, dünn gebrühtem Kräutertee und ein bis zwei Tassen Gemüsebrühe.

Die Hauptmahlzeit: Das Mittagessen

Das Mittagessen folgt frühestens vier bis fünf Stunden nach dem Frühstück. Je nach Kurfahrplan besteht es aus Kursemmeln, Gemüse-Basensuppe, Getreide mit Gemüse oder einem schonend zubereiteten Fisch- oder Fleischgericht.

Wie bei jedem Essen ist es wichtig, dass Sie alles gründlich durchkauen und einspeicheln. Planen Sie für Ihr Essen mindestens 30 Minuten ein, besser noch eine Dreiviertelstunde. Trödeln Sie ruhig – Ihre Verdauungsorgane werden das sehr entspannend finden! Essen Sie langsam, bewusst und genussvoll.

Endlich Ruhe

Schalten Sie das Handy aus, und machen Sie mal eine Pause von der ständigen Berieselung durch Radio, Zeitung und Fernsehen. Nachmittags ruhen Sie sich aus oder verschaffen sich ein wenig Bewegung, ganz nach Lust und Laune.

Abendessen wie ein Bettelmann

Abends geht der Darm schlafen, deshalb gibt es nur noch ein bis zwei Tassen Kräutertee mit einem Löffel Honig und etwas Zitronen- oder Orangensaft – den so genannten Fastentee. Wenn Sie mit knurrendem Magen nicht schlafen können, essen Sie eine Kursemmel dazu. Aber wenn Sie darauf verzichten können – um so besser.

Das Abendessen sollten Sie bis 18 Uhr eingenommen haben – alles, was Sie später essen, auch wenn es nur ein Fastentee ist, könnte Ihre Nachtruhe stören.

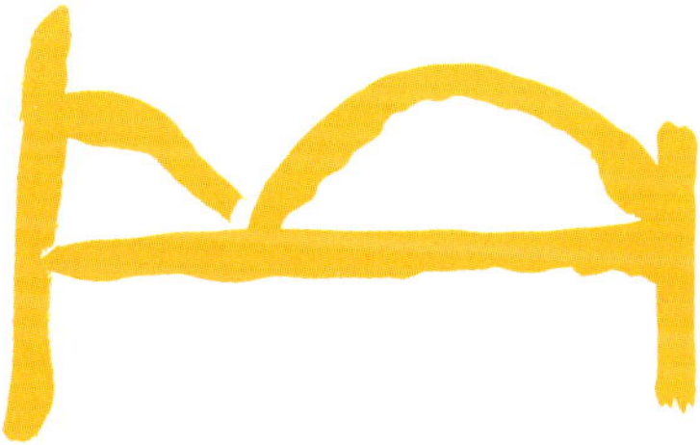

Drei Wochen Entschlackung: Ihr Kurfahrplan

Der Kurfahrplan zeigt übersichtlich, wie Ihre drei Wochen Mayr-Kur ablaufen werden, plus Vor- und Nachkur.

Vorkur: drei bis sechs Tage			
Mayr-Kur: 21 Tage			
	Morgens	**Mittags**	**Abends**
Tag 1 bis 3	Bitterwasser Basenpräparat Milch + Semmel Fastentee	Milch + Semmel Fastentee	Basenpräparat Fastentee
Tag 4 bis 5	Bitterwasser Basenpräparat Milch + Semmel Fastentee	Milch + Semmel Gemüsebrühe Fastentee	Basenpräparat Gemüsebrühe Fastentee
Tag 6 bis 7	Bitterwasser Basenpräparat Milch + Semmel 30 g Quark, Tofu oder Joghurt Fastentee	Basenpräparat Gemüsebrühe Milch + Semmel 30 g Quark, Tofu oder Joghurt Fastentee	Basenpräparat Gemüsebrühe Fastentee
Tag 8	Bitterwasser Basenpräparat Milch + Semmel 50 g Quark, Tofu oder Joghurt Fastentee	Basenpräparat Gemüsebrühe Milch + Semmel 50 g Quark, Tofu oder Joghurt Fastentee	Basenpräparat Gemüsebrühe Semmel Fastentee

	Morgens	Mittags	Abends
Tag 9 bis 10	Bitterwasser Basenpräparat Milch + Semmel 50 g Quark, Tofu oder Joghurt Fastentee	Basenpräparat Gemüsebrühe Milch + Semmel 50 g Quark, Tofu oder Joghurt Fastentee	Basenpräparat Gemüsebrühe Semmel Fastentee
Tag 11	Bitterwasser Basenpräparat Grüner Tee Milch + Semmel 50 g Quark, Tofu oder Joghurt Fastentee	Basenpräparat Gemüsebrühe Milch + Semmel 50 g Quark, Tofu oder Joghurt Fastentee	Basenpräparat Gemüsebrühe Semmel Fastentee
Tag 12 bis 13	Bitterwasser Basenpräparat Grüner Tee Milch + Semmel 50 g Quark, Tofu oder Joghurt Fastentee	Basenpräparat Gemüsebrühe Milch + Semmel 50 g Quark, Tofu oder Joghurt Fastentee	Basenpräparat Gemüsebrühe Semmel 50 g Quark, Tofu oder Joghurt Fastentee
Tag 14	Bitterwasser Basenpräparat Grüner Tee Milch + Semmel 50 g Quark, Tofu oder Joghurt Fastentee	Basenpräparat Gemüsebrühe Milch + Semmel 50 g Quark, Tofu oder Joghurt Fastentee	Basenpräparat Gemüsebrühe Semmel 50 g Quark, Tofu oder Joghurt Fastentee

	Morgens	Mittags	Abends
Tag 15	Bitterwasser Basenpräparat Grüner Tee Milch + Semmel 50 g Quark, Tofu oder Joghurt Fastentee	Basenpräparat Basencremesuppe Semmel 2 Pellkartoffeln mit etwas Butter Fastentee	Basenpräparat Gemüsebrühe Semmel 50 g Quark, Tofu oder Joghurt Fastentee
Tag 16	Bitterwasser Basenpräparat Grüner Tee Milch + Semmel 50 g Quark, Tofu oder Joghurt Fastentee	Basenpräparat Basencremesuppe Semmel gedünstetes Gemüse Fastentee	Basenpräparat Gemüsebrühe Semmel 50 g Quark, Tofu oder Joghurt Fastentee
Tag 17	Bitterwasser Basenpräparat Grüner Tee Milch + Semmel 50 g Quark, Tofu oder Joghurt Fastentee	Basenpräparat Basencremesuppe Semmel Kartoffelgratin Fastentee	Basenpräparat Gemüsebrühe Semmel 50 g Quark, Tofu oder Joghurt Fastentee
Tag 18	Bitterwasser Basenpräparat Grüner Tee Milch + Semmel 50 g Quark, Tofu oder Joghurt Fastentee	Basenpräparat Basencremesuppe Semmel Forellenfilet Fastentee	Basenpräparat Gemüsebrühe Semmel 50 g Quark, Tofu oder Joghurt Fastentee

	Morgens	Mittags	Abends
Tag 19	Bitterwasser Basenpräparat Grüner Tee Milch + Semmel 50 g Quark, Tofu oder Joghurt Fastentee	Basenpräparat Basencremesuppe Semmel Gemüse-Kartoffelauflauf Fastentee	Basenpräparat Gemüsebrühe Semmel 50 g Quark, Tofu oder Joghurt Fastentee
Tag 20	Bitterwasser Basenpräparat Grüner Tee Milch + Semmel 50 g Quark, Tofu oder Joghurt Fastentee	Basenpräparat Basencremesuppe Semmel Putenfilet in der Folie gegart mit gedünstetem Gemüse Fastentee	Basenpräparat Gemüsebrühe Semmel 50 g Quark, Tofu oder Joghurt Fastentee
Tag 21	Bitterwasser Basenpräparat Grüner Tee Milch + Semmel 50 g Quark, Tofu oder Joghurt Fastentee	Basenpräparat Basencremesuppe Semmel Kalbsschnitzel mit gedünstetem Gemüse Fastentee	Basenpräparat Gemüsebrühe Semmel 50 g Quark, Tofu oder Joghurt Fastentee
Aufbauwoche (Nachkur): 7 Tage			
Übergang zum Alltag: 7 Tage			

Jetzt geht's los – die Vorkur

Damit Sie Ihren Organismus nicht mit der Mayr-Kur »überrumpeln« – was er übel nehmen und mit einer Fastenkrise beantworten könnte – gönnen Sie sich als sanften Einstieg eine drei- bis sechstägige Vorkur.

Bereits während der Vorkur sollten Sie nur noch leicht verdauliche und schonend zubereitete Lebensmittel essen: Gemüse, Kartoffeln, wenig Fisch oder mageres Fleisch, alles gedämpft, gedünstet oder in Folie ohne Fett gebraten. Kaffee, Alkohol und Süßigkeiten sowie alles, was sehr fett, paniert oder gebacken ist, hat ab sofort Hausverbot. Rohkost wie Salate und Obst sollten Sie möglichst früh am Tag essen, damit Ihre Verdauungsorgane genug Zeit haben, diese schwer verdaulichen Speisen bis zum Abend zu zerlegen. Spätestens ab 14 Uhr ist also Schluss mit Rohkost. Zwischendurch-Essen ist ebenfalls tabu. Essen Sie zum Früh-

Gut zu wissen

Wie die Semmel zur Kursemmel wird

Wie wird aus der gewöhnlichen Semmel eine F. X. Mayr-Kursemmel? Ganz einfach: Durch Liegenlassen. Je nach Luftfeuchtigkeit dauert es ein bis zwei Tage, bis aus einem frischen, weichen Brötchen eine zähe, altbackene Kursemmel wird. Sie muss genau die richtige Konsistenz haben: nicht mehr weich, aber auch noch nicht steinhart. Sie müssen sie noch mit dem Daumen eindrücken können, sie darf sich aber nicht mehr knusprig anfühlen. Am besten lagern Sie die Semmeln auf einem Rost, abgedeckt mit einem trockenen Tuch. Passen Sie auf, dass das Tuch nicht zu stark nach Waschmittel oder Weichspüler riecht – Kursemmeln mit Seifengeschmack sind nicht sehr schmackhaft.

Schritte durch den Mayr-Tag

Sie sollen sich ausruhen, und Ihr Darm soll einen neuen Rhythmus finden. Dazu brauchen Sie beide einen klar strukturierten Tagesablauf. Gerade, dass nichts Unerwartetes passieren wird, ist das eigentlich Entspannende daran.

- Eine Lösung aus einem gestrichenen Teelöffel Bittersalz auf einen Viertelliter Wasser trinken, eventuell mit einem Teelöffel Basenpulver und etwas Zitronensaft vermischt.
- Mindestens eine Viertelstunde Bewegung wie Spazierengehen, leichte Gymnastik, dann Trockenbürsten oder Wechselduschen.
- Frühestens eine halbe Stunde nach dem Bittersalz-Trinken folgt das Frühstück, immer mit intensivem Kautraining.
- Frühestens vier bis fünf Stunden nach dem Frühstück gibt's Mittagessen, natürlich ebenfalls mit Kautraining.
- Zwischen den Mahlzeiten über den Tag verteilt drei Liter Wasser, Kräutertee und Gemüsebrühe trinken.
- Nachmittags spazieren gehen, wandern, schwimmen oder andere leichte körperliche Aktivitäten. Oder Sie ruhen sich einfach nur aus.
- Das Abendessen besteht – zumindest in den ersten Kurtagen – aus Kräutertee mit einem Teelöffel Honig und etwas Orangen- oder Zitronensaft (Fastentee). Der Tee wird ganz langsam löffelweise eingenommen. Später kommt noch eine Semmel und eine Tasse Gemüsebrühe hinzu, in der Aufbauphase auch etwas Quark, Joghurt oder Tofu.
- Vor dem Mittagessen, wenn möglich, einen Leberwickel auflegen, auf jeden Fall abends (wie das geht, lesen Sie im Kapitel »Was kann ich sonst noch tun?«).
- Vor dem Schlafengehen nochmals einen Viertelliter Wasser mit einem Teelöffel Basenpulver trinken.
- Gehen Sie früh schlafen – der Schlaf vor Mitternacht gilt als der beste.

stück Getreideprodukte mit etwas Eiweiß, zum Beispiel ein Müsli mit Milch, mittags die Hauptmahlzeit und abends nur noch eine Gemüsebrühe und ein paar Bissen Kursemmel. Fangen Sie jetzt schon an, das Kauen zu üben. Dazu brauchen Sie eine »Kursemmel«.

Kaufen Sie sich auch schon ein paar Tee-Zutaten. Morgens regt Brennnessel die Nierentätigkeit an, frische Ingwerwurzel belebt und erwärmt. Mittags stärkt Eisenkraut (Verbena) die Nerven, Schafgarbe beruhigt den Magen, und abends verhindert Fenchel Blähungen, Melisse entspannt und fördert den Schlaf.

Die erste Woche: Entgiften und Entschlacken

In der ersten Woche bekommen Sie weniger zu essen und dafür mehr Umgewöhnungsaufgaben als in den beiden späteren Wochen. Lassen Sie sich daher viel Zeit, nicht nur beim Essen mit dem ungewohnt langen Kauen und Einspeicheln, sondern auch für alles andere. Überfordern Sie sich nicht – die Entgiftung ist anstrengend genug für Ihren Körper. Planen Sie daher viele Ruhepausen in Ihren Tagesablauf ein. Machen Sie es sich gemütlich, mit einem guten Buch oder entspannender Musik.

Große sportliche oder nervliche Leistungen sollten Sie sich jetzt auf keinen Fall abverlangen. Es kann sein, dass Ihnen schon beim schnellen Treppensteigen die Luft wegbleibt oder Sie bei einer kleinen Unstimmigkeit in Tränen ausbrechen. Das ist ganz normal und eine natürliche Reaktion auf die starke Belastung durch die Entgiftung.

Planen Sie auch Ihr Bewegungsprogramm so, dass Sie öfter mal ein Weilchen ausruhen können. Wandern, Walken, Rad fahren und Gymnastik sind ideal dafür. Denken Sie daran, vor allem in den ersten Tagen, dass Sie immer wieder zur Toilette müssen – machen Sie daher lieber keine längeren Ausflüge in eine WC-freie Umgebung.

Die Ausscheidung über den Darm ist übrigens nicht die einzige Art, Schlacken loszuwerden. Auch über die Haut, die Lungen und über die Monatsblutung werden Abbauprodukte des Stoffwechsels entsorgt. Es kann sein, dass Sie während der Kur einen unangenehmen Körpergeruch annehmen. Auch Mundgeruch und dicke Beläge auf der Zunge können auftreten. Es handelt sich dabei um normale Zeichen der Entgiftung, die Ihnen zeigen, dass Sie auf dem richtigen Weg sind, und die nach einigen Tagen wieder vollständig verschwinden.

Auch wenn Sie sonst noch um Mitternacht fit sind, werden Sie wahrscheinlich während der Mayr-Kur das Bedürfnis haben, »mit den Hühnern schlafen zu gehen«. Geben Sie diesem Impuls ruhig nach – es ist eine hervorragende Gelegenheit, sich mal richtig auszuschlafen.

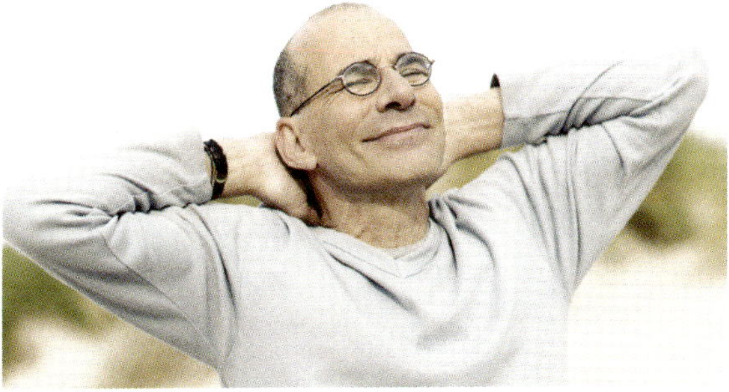

Was tu ich, wenn ...?

Müdigkeit ist eine normale Reaktion des Körpers auf die harte »Entgiftungsarbeit«, vor allem in der ersten Woche. Die beste Lösung dafür: Schlafen Sie einfach mehr.

Niedriger Blutdruck kann Kreislaufprobleme und Schwindel verursachen. Stehen Sie langsam auf, wenn Sie längere Zeit gesessen oder gelegen haben, und richten Sie sich auch langsam aus der Hocke oder wenn Sie vornübergebeugt waren, auf. Morgens vor dem Aufstehen können Sie – noch im Bett – »Fahrrad fahren« oder Schattenboxen, um den Kreislauf in Schwung zu bringen.

Frösteln und Frieren, kalte Hände und Füße sind die Auswirkungen der »Brennstoffverknappung« im Körper. Einfachste Gegenmaßnahme: Ziehen Sie sich warm an, trinken Sie heißen Tee und machen Sie ein ansteigendes Fußbad (wie das geht, erfahren Sie im Kapitel »Was kann ich sonst noch tun?«).

Kopfschmerzen sind ein Zeichen der Überlastung durch mobilisierte Gifte; bei Kaffeetrinkern kann auch der Koffeinentzug schuld sein. Was hilft: Viel trinken, um die Gifte schneller loszuwerden, mehrere Teelöffel Basenpulver zusätzlich einnehmen, um die frei werdenden Säuren zu neutralisieren. Starke Kaffeetrinker können, wenn es allzu schlimm wird, eine (!) Tasse schwachen Grüntee trinken, jedoch nicht später als 15 Uhr.

Rückenschmerzen, die bis in die Oberschenkel ausstrahlen, werden durch Kalium- und/oder Magnesiummangel sowie die Entschlackung der Muskulatur ausgelöst. Magnesium-Kalium-Präparate oder Basenpulver mit hohem Anteil an Kalium und Magnesium sind hier hilfreich.

Verstopfung in den ersten Tagen kann ebenfalls durch einen Magnesiummangel verursacht sein. Auch hier hilft ein Magnesiumpräparat.

Herzklopfen und Unruhe lassen meist auf einen Kaliummangel schließen. In diesem Fall sollten Sie einen Arzt konsultieren, möglichst einen Mayr-Arzt. Wahrscheinlich wird er Ihnen nur ein Kaliumpräparat verordnen, Sie sollten die Ursache für das Herzklopfen aber auf alle Fälle abklären lassen.

Zyklusunregelmäßigkeiten werden durch die Umstellung des Stoffwechsels während der Mayr-Kur ausgelöst. Dagegen kann (und braucht) man nichts zu unternehmen. Seien Sie aber besonders umsichtig bei der Verhütung, vor allem, wenn Sie nach der Temperatur-Methode verhüten.

Mund- und Körpergeruch entstehen durch die Entgiftung über Haut, Lunge und Schleimhäute. Zähneputzen und Gurgeln mit Salbeitee hilft gegen den Mundgeruch. Mit dem Körpergeruch werden Sie und Ihre Umgebung ein paar Tage lang leben müssen – er lässt sich auch durch häufiges Waschen und die Verwendung von Deodorants häufig nicht ganz beheben.

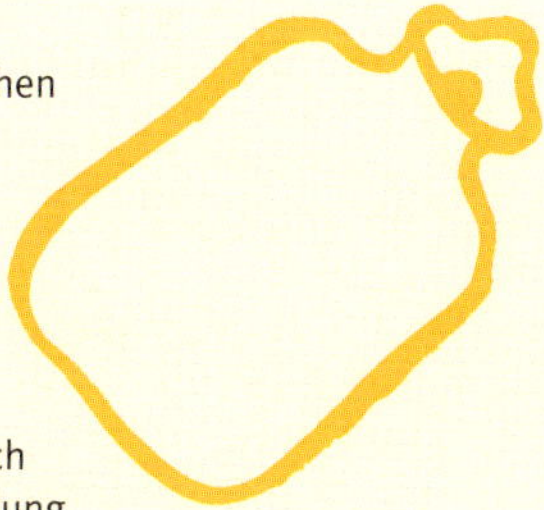

Verstimmungen, Niedergeschlagenheit und Gereiztheit können die seelische Folge der Schadstoff-Mobilisierung sein. Lassen Sie diese Gefühle einfach zu, überlegen Sie sich, woher sie kommen und was sie Ihnen sagen wollen. Möglicherweise werden Sie dadurch sogar Ihre Lebenssituation in einem anderen Licht sehen und für manche Probleme ganz neue Lösungswege finden.

Die zweite Woche: Mobilisieren und Ausleiten

Freuen Sie sich – das Schwierigste haben Sie jetzt schon hinter sich! Jetzt werden Sie die ersten Erfolge Ihrer Kur sehen: reinere, glattere Haut, rosige Gesichtsfarbe, keine Augenringe mehr. Die Müdigkeit der ersten Woche weicht jetzt oft einer ausgesprochenen Fasten-Euphorie: Sie fühlen sich frei und glücklich, stark und wach.

Nur manchmal fällt Ihnen ein ganz normales Allerweltswort nicht ein, Sie vergessen einen Termin oder beim Lesen verschwimmt plötzlich alles vor Ihren Augen. Das sind – nun schon kleiner werdende – Zeichen der immer noch anhaltenden Entgiftung. Machen Sie sich deswegen keine Sorgen: Alle diese Erscheinungen verschwinden nach ein paar Tagen wieder, ebenso wie das häufig auftretende Nachlassen der sexuellen Lust. Sie sind eben momentan zu sehr mit sich selbst beschäftigt. Erklären Sie das Ihrem Partner oder Ihrer Partnerin ganz offen, damit er oder sie nicht womöglich denkt, in Ihrer Beziehung stimme etwas nicht. Nehmen sie Rücksicht darauf, dass immer noch erhebliche Entgiftungsvorgänge in Ihrem Körper ablaufen, und muten Sie sich nicht gleich wieder zu viel zu.

Ein sanftes Bewegungsprogramm ist jetzt genau das Richtige. Gehen Sie jeden Nachmittag eine Stunde spazieren oder machen Sie eine halbe Stunde »Power-Walking« mit kräftigem Mitschwingen der Arme und in flottem Tempo.

Die dritte Woche: Heilen und Regenerieren

In der dritten Woche Ihrer Kur können Sie Ihr neues Körpergefühl voll genießen. Es kommt jetzt nur noch selten und nur bei vorhergehenden größeren Gesundheitsproblemen zu Krisen. Machen Sie die Mayr-Kur hingegen nur zur Vorbeugung, dann können Sie jetzt schon anfangen, die Früchte

Ihrer Gesundheitsarbeit zu ernten: Strahlender Teint, frisches Aussehen, volle Spannkraft, seelische Erholung.

In den letzten Tagen Ihrer Kur sollten Sie damit beginnen, sich zu überlegen, was Sie in den Alltag »mitnehmen« wollen. Die Ruhe beim Essen? Das frühe Zubettgehen, den ausreichenden Schlaf? Die Distanz zu negativen Gefühlen wie Missmut und Ärger? Das regelmäßige sanfte Bewegungsprogramm? Schreiben Sie alles auf und machen Sie sich einen Plan, wie Sie diese neuen Gewohnheiten in Ihren Alltag integrieren können.

Nachkur und Aufbautage: Zurück in den Alltag

Am 21. Tag Ihrer Mayr-Kur plötzlich mit der Schonung aufzuhören und übergangslos wieder zur Normalkost (und der üblichen Alltagshetze) zurückzukehren, würde Ihr Verdauungssystem sehr übel nehmen – wahrscheinlich würde Ihnen schon von einer Fast-Food-Pizza furchtbar schlecht. Gewöhnen Sie Magen und Darm daher langsam und Schritt für Schritt wieder an schwerere Kost.

Der Übergang zur Alltagskost verläuft in drei Stufen.

Die erste Stufe fußt auf besonders schonenden und leicht verdaulichen Lebensmitteln: nur Wurzelgemüse, Pellkartoffeln, Basensuppe und Fisch oder Fleisch, gedämpft, gedünstet oder fettfrei in Folie gebraten. Die Zusammenstellung erfolgt nach den Regeln der Trennkost, was die Verdauung zusätzlich erleichtert.

Die zweite Stufe stellt etwas mehr Anforderungen an den Verdauungsapparat. An die Stelle der Trennkost tritt die Mischkost. Die Portionen werden etwas größer, und auch ein Nachtisch ist hin und wieder erlaubt. Das ist schon recht ähnlich wie die normale Alltagskost, mit einem entscheidenden Unterschied: Alle verwendeten Lebensmittel sind nach wie vor leicht verdaulich und werden besonders schonend zubereitet. Langsames, entspanntes Essen mit intensivem Kauen und Einspeicheln bleibt weiterhin Pflicht.

Die dritte Stufe bildet schließlich den fließenden Übergang zur Alltagskost. Die schonende Zubereitung bleibt bestehen, doch die Auswahl der Speisen schließt nun dunkles rotes Fleisch ebenso mit ein wie mit Käse Überbackenes. Die Pflege der Esskultur bleibt jedoch nach wie vor erhalten. Das bedeutet

- gründlich kauen
- sich genug Zeit zum Essen nehmen
- nicht mehr als drei Mahlzeiten täglich
- die größte Mahlzeit mittags
- viel trinken, nie zum Essen
- abends keine Rohkost und keine Säfte, damit es nachts nicht zu Gärungsprozessen kommt

Nach etwa drei Wochen sollten Sie wieder in der Lage sein, alles zu essen. Die Frage ist: Wollen Sie das jetzt überhaupt noch? Oder bleiben Sie manchen Grundsätzen der Mayrschen Ernährung treu, weil Sie herausgefunden haben, dass sie Ihnen gut tun?

Der Darm muss wieder an die Arbeit

Nicht nur die Nahrungsaufnahme, sondern auch deren Gegenteil soll wieder »normal« werden. Das bedeutet, dass Sie nun das Bitterwasser absetzen. Das fällt Ihnen sicher nicht schwer – tun Sie's trotzdem nicht zu plötzlich. Sie riskieren sonst, Verstopfung zu bekommen. Das Bitterwasser müssen Sie langsam »ausschleichen«. Mischen Sie es wie gewohnt

Gut zu wissen

Trennkost – Mischkost

Trennkost bedeutet, dass Fleisch und Fisch nur zusammen mit Gemüse, aber nicht zusammen mit stärkehaltigen Lebensmitteln wie Getreide, Nudeln oder Reis gegessen werden. Stärkehaltige Lebensmittel zusammen mit Gemüse sind ebenfalls erlaubt, nie jedoch die übliche Zusammenstellung »Eiweiß plus stärkehaltige Sättigungsbeilage« wie zum Beispiel Schweinebraten mit Knödeln oder Schnitzel mit Pommes frites.

Mischkost bedeutet, dass Eiweiße, Kohlenhydrate und Fette gemeinsam verzehrt werden, also die normale, bunt gemischte Alltagskost. Bei der Mayr-Mischkost wird die Verträglichkeit der Mischkost durch sorgfältige Auswahl leicht verdaulicher Zutaten und schonende Zubereitung erhöht.

an, trinken Sie jedoch jeden Tag ein paar Schlucke weniger davon. Wie rasch Sie dabei vorgehen können, ist individuell verschieden: Solange Sie weiterhin täglich Stuhlgang haben, ist alles in Ordnung. Vielen Menschen bekommt es übrigens ausgezeichnet, am Morgen auf nüchternen Magen ein Glas warmes Wasser zu trinken. Auch ohne die Zugabe von Bittersalz hat das häufig den gewünschten Effekt.

Keinesfalls sollten Sie einfach weiterhin Bitterwasserlösung oder Einläufe benutzen, um die Darmtätigkeit zu regulieren. Die »Ferien für den Darm« sind vorbei, und er muss nun wieder selbstständig arbeiten!

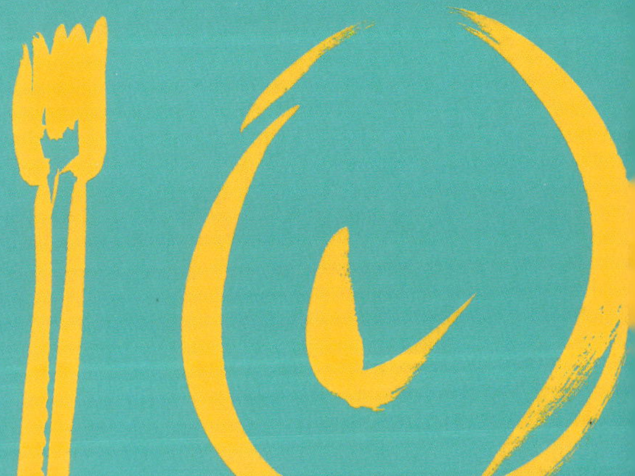

REZEPTE

Die F. X. Mayr-Rezepte

Kursemmeln

Zutaten für 20 Dinkelbrötchen:

- 500 g fein gemahlenes Dinkelmehl
- 2 l warme Milch
- 40 g frische Hefe oder Trockenhefe
- 40 g zerlassene Butter
- Meersalz, evtl. Kümmel oder Anis (ganz)

Zubereitung:

Die zerlassene Butter in die Milch einrühren. In eine Rührschüssel Dinkelmehl, zerbröckelte Hefe, warme Milch mit Butter und Salz geben und zu einem mittelfesten Teig kneten. Mit einem Tuch abdecken und an einem warmen Ort ca. 20 Minuten gehen lassen.

Aus dem Teig eine Rolle formen und daraus 20 gleich große Teigstücke abteilen. Brötchen daraus formen, auf ein bemehltes Backblech legen, mit einem Tuch zudecken und nochmals ca. 15–20 Minuten gehen lassen.

Die aufgegangenen Brötchen mit etwas Milch oder Wasser bepinseln und evtl. – je nach Geschmack – mit Kümmel- oder Anissamen bestreuen.

Im vorgeheizten Ofen bei 220 °C ca. 15 Minuten backen, bis die Brötchen hellbraun werden. Vom Blech lösen und auf einem Gitter erkalten lassen. Je nach Luftfeuchtigkeit 2–4 Tage, mit einem trockenen Tuch bedeckt, auf einem Gitterrost trocknen lassen.

Zusatz-Tipp: Legen Sie das Backblech mit Backpapier aus, dann lassen sich die Brötchen mühelos vom Untergrund lösen.

Noch ein Tipp: Auch wenn diese Brötchen noch so köstlich duften – essen Sie sie nicht frisch aus dem Ofen! Die frische Hefe verursacht Blähungen!

Gemüsebrühe

Zutaten für 2 Liter Brühe:

- 2 l kaltes Wasser
- 600 g frisches Wurzelgemüse mit Schale, z.B. Karotten, Knollensellerie, Fenchel, Petersilienwurzel, Pastinaken
- 2 TL pflanzliche Streuwürze (hefefrei)
- 2 Lorbeerblätter
- 8 Pfefferkörner
- 1 Bund Liebstöckel

Zubereitung:

Das Gemüse unter fließendem Wasser gut abbürsten, anschließend mit der Schale in sehr kleine Würfel schneiden, das kalte Wasser, Gewürze und Streuwürze zugeben und ca. 30 Minuten leise köcheln lassen. Einen Schuss gutes Oliven-, Hanf-, Lein- oder Walnussöl zugießen. Durch ein Haarsieb abseihen.

Die klare Gemüsebrühe (ohne Einlagen) ist im Kühlschrank ungefähr eine Woche haltbar. Sie lässt sich jedoch auch gut portionsweise einfrieren. Pro Mahlzeit rechnet man etwa einen Viertelliter Brühe.

Die Gemüsereste können püriert als Brotaufstrich verwendet werden, evtl. mit etwas Quark oder Frischkäse vermischt (s.u.).

Frischkäse-Gemüseaufstrich

Zutaten für 4 Portionen:

- 250 g Kuh-, Schafs- oder Ziegen-Frischkäse
- 2 EL bestes, kaltgepresstes Lein- oder Olivenöl
- 100 g weich gedämpftes Wurzelgemüse, püriert
- etwas Sahne oder Crème fraîche

Zubereitung:

Geben Sie den Frischkäse in eine Schüssel und zerdrücken Sie ihn mit einer Gabel.

Öl und so viel Sahne oder Crème fraîche mischen, dass ein geschmeidiger, nicht zu dünner Aufstrich entsteht.

Püriertes Gemüse untermischen.

Gemüse-Basensuppe

Zutaten für 4 Portionen:

- 50 g Kartoffeln, mehlig kochend
- 200 g junges Wurzelgemüse, z. B. Karotten, Sellerie und Petersilienwurzel
- 1 l Gemüsebrühe
- 1 EL Sauerrahm oder süßer Rahm
- 1 TL frische Kräuter wie Kerbel, Zitronenmelisse oder Kresse
- etwas Meersalz, frisch geriebene Muskatnuss

Zubereitung:

Wurzelgemüse waschen, schaben oder schälen und in kleine Stücke schneiden. Kartoffeln schälen und würfeln, zum Wurzelgemüse geben und mit der Gemüsebrühe auffüllen. Salzen und in einem Topf in ca. 15 Minuten weichkochen.

Anschließend grob pürieren. Sauerrahm und gehackte Kräuter unterrühren. Mit Salz und Muskatnuss abschmecken. In vorgewärmte Teller geben und mit abgezupften Kräuterblättchen garniert servieren.

Zusatz-Tipp: Wenn Sie ständig frösteln, streuen Sie über die Gemüse-Basensuppe pro Teller einen Teelöffel ganz fein gehackten frischen Ingwer. Nach der Ayurveda-Lehre ist Ingwer ein stärkendes und erwärmendes Gewürz.

Basencremesuppe

Zutaten für 4 Portionen:

- 150 g Kartoffeln
- 100 g Fenchelgemüse
- 20 g Butter
- 1 Bund Frischkräuter wie Basilikum, Zitronenthymian, Koriander
- 2 EL Sahne oder Crème fraîche
- $^1/_2$ l Wasser
- 1 l Gemüsebrühe
- Meersalz, Muskatnuss, pflanzliche Streuwürze

Zubereitung:

Die geschälten Kartoffeln und den geputzten Fenchel mit Grün klein schneiden, Kräuter von den Stielen zupfen.

Fenchel in einer Kasserolle mit Butter andünsten, Kartoffeln zugeben, mit Wasser auffüllen, salzen, Streuwürze zugeben und alles weich kochen lassen.

Alles zusammen mit Kräutern und Sahne pürieren. Püree in die erhitzte Gemüsebrühe einrühren. Mit Salz und Muskatnuss würzig abschmecken.

Kartoffelgratin

Zutaten für 4 Portionen:

- 750 g Kartoffeln
- 1 Knoblauchzehe
- 1 EL Butter
- $^{1}/_{4}$ l Gemüsebrühe
- 300 ml süße Sahne
- Salz, Pfeffer, Muskatnuss

Zubereitung:

Kartoffeln schälen und in sehr dünne Scheiben schneiden oder hobeln. Eine flache ofenfeste Form mit der angeschnittenen Knoblauchzehe ausreiben und mit Butter fetten. Kartoffeln in die Form schichten. Achtung: die Schichthöhe darf nicht mehr als 3 Zentimeter betragen! Brühe angießen.

Backofen auf 180 °C vorheizen. Kartoffeln mit Alufolie abgedeckt auf der untersten Schiene des Backofens 25 Minuten garen lassen. Sahne mit Salz, Pfeffer und Muskatnuss würzen. Sobald die Fleischbrühe vollständig von den Kartoffeln aufgesogen ist, die Sahne darüber gießen.

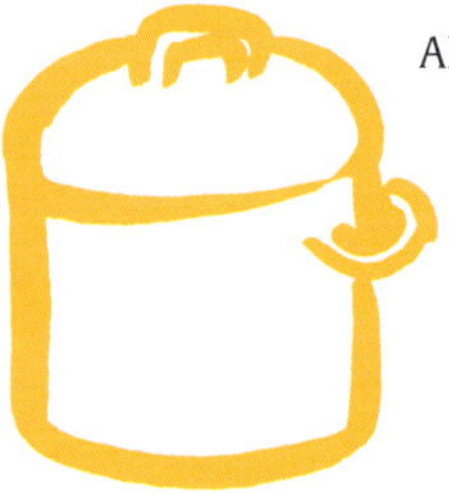

Alufolie abnehmen und die Kartoffeln im obersten Drittel des Backofens noch ca. 30 Minuten überbacken, bis sich hellbraune Flecken auf der Oberfläche des Gratins zeigen.

Gemüse-Kartoffelauflauf

Zutaten für 2 Portionen:

- 200 g mehlig kochende Kartoffeln
- 150 g Karotten
- 50 g junge Spinatblätter oder Rucola
- 150 g Crème fraîche
- je 1 EL frisch gehackte Petersilie und Minze
- Meersalz, frisch geriebene Muskatnuss
- 40 g geriebener Hartkäse
- 40 g Mozzarella

Zubereitung:

Kartoffeln waschen und mit der Schale im Dampfgarer oder im Kocheinsatz über Dampf garen. Ersatzweise Kartoffeln in der Schale in Wasser weich kochen. Gemüse in Scheiben schneiden und ebenfalls weich kochen. Kartoffeln noch heiß pellen, halbieren und in mitteldicke Scheiben schneiden.

Mit Spinat, Gemüse, allen anderen Zutaten und der Hälfte des in kleine Würfel geschnittenen Mozzarella vermischen. Abschmecken.

In eine gebutterte Auflaufform geben. Mit dem restlichen Mozzarella belegen und im vorgeheizten Ofen bei 200 °C in ca. 15 Minuten goldgelb überbacken.

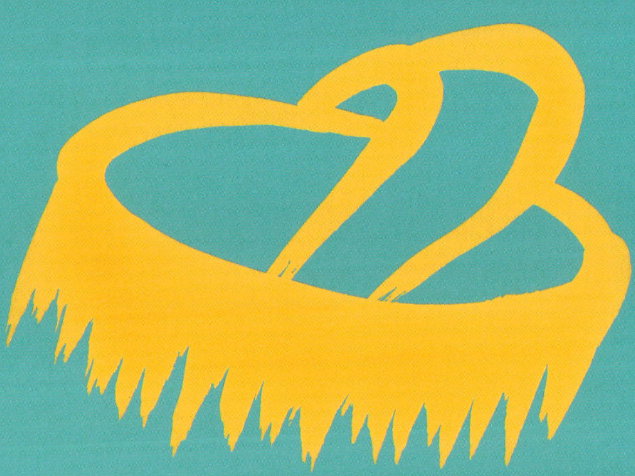

KAPITEL 4

Was kann ich sonst noch tun?

Die Mayr-Ernährung können Sie unterstützen durch Wasseranwendungen, Wickel, Massagen und regelmäßige Bewegung. Am intensivsten aber werden Sie die Mayr-Medizin bei der stationären Kur in einer Mayr-Klinik erleben.

Wasser- und Wärmeanwendungen für die Mayr-Kur

Wasser ist bei der Mayr-Kur nicht nur von innen wichtig (trinken, trinken, trinken!), sondern auch von außen. Wärme- und Kältereize verbessern die Durchblutung und damit den Abtransport von Schlacken.

Leberwickel beschleunigen die Entgiftung

Ein Wickel für die Leber regt durch feuchte Wärme die Durchblutung dieses zentralen Organs an und verbessert dadurch dessen Entgiftungsleistung. Die beste Zeit für einen Leberwickel ist abends vor dem Zubettgehen, aber auch vor dem Mittagessen wirkt er ausgezeichnet. Sie brauchen dafür zwei Handtücher, ein großes und ein kleines, und eine Wärmflasche. Füllen Sie die Wärmflasche mit heißem Wasser, tauchen Sie das kleine Handtuch ebenfalls in heißes Wasser und wringen Sie es gut aus. Wickeln Sie die Wärmflasche in das kleine Handtuch, und legen Sie sich bequem hin. Die Wärmflasche legen Sie dann auf die Lebergegend, das heißt, auf die rechte obere Bauchseite. Der Wickel sollte angenehm warm, aber nicht zu heiß sein. Wickeln Sie sich nun in das große Handtuch ein, kuscheln Sie sich eventuell noch in eine Decke, und lassen Sie den Wickel mindestens 20 Minuten lang wirken.

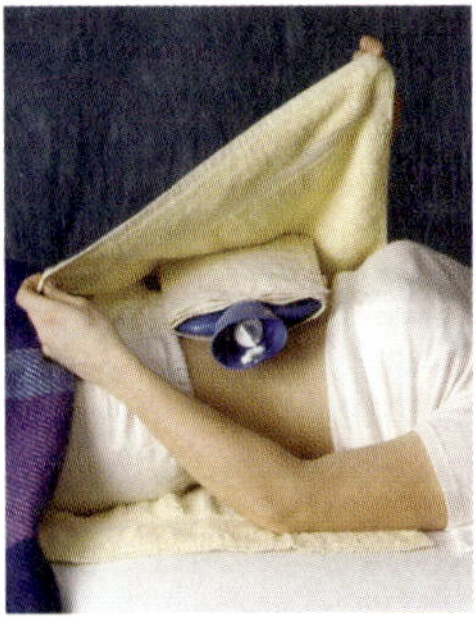

▲ So machen Sie einen Leberwickel richtig.

Supersimpler Stoffwechsel-Starter: Die Wechseldusche

Für die morgendliche Anlaufphase gibt es während der Mayr-Wochen statt Kaffee eine erfrischende Wechseldusche: Erst etwa fünf Minuten lang heiß duschen, bis Sie schön durchgewärmt sind, dann ganz kurz (10–15 Sekunden) zu kühlem (nicht eiskaltem!) Wasser wechseln. Mehrfach wiederholen. Das bringt Kreislauf und Gefäße blitzschnell in Schwung – und ist besonders geeignet für Morgenmuffel! Wenn Sie allerdings trotz der vorhergehenden heißen Dusche bei der Kaltwasseranwendung frösteln, hören Sie lieber auf und machen Sie die Wechseldusche später am Tag. Es kann sein, dass Ihr Kreislauf so schwer in Gang kommt, dass er mit dem heftigen Temperaturreiz (momentan) überfordert ist.

Fußbäder heizen Ihnen ein

Gerade in der ersten Mayr-Woche frösteln viele ständig als Folge der »Brennstoffverknappung« im Körper. Dagegen hilft ein ansteigendes Fußbad. Lassen Sie in eine Plastikwanne oder einen großen Eimer lauwarmes Wasser einlaufen und stellen Sie die Füße hinein. Gießen Sie dann ganz langsam heißes Wasser in kleinen Mengen nach, so lange, bis Sie die Hitze gerade noch ertragen können. Sie werden staunen – obwohl nur die Füße im Wasser sind, wird der ganze Körper warm!

Basenbad schwemmt Säure weg

Basenbäder unterstützen die Entsäuerung. Durch die stark basische Badeflüssigkeit werden dem Körper überschüssige Säuren, die im Unterhautgewebe eingelagert sind, entzogen. Das Bad macht die Haut außerdem samtweich. Geben

Sie etwa 170 Gramm Natriumbicarbonat (aus der Apotheke) in das warme Badewasser. Bleiben Sie mindestens 20 Minuten in der Wanne. Wenn Ihr Kreislauf es verträgt, können Sie das Bad sogar bis zu 40 Minuten ausdehnen – je länger Sie baden, desto stärker wird die Säureausscheidung. Wichtig ist, dass Sie danach nicht duschen, sich mit einem Handtuch nur leicht abtrocknen und die Haut nicht eincremen. Gehen Sie nachher gleich zu Bett oder ruhen Sie zumindest 30 Minuten. Da ein Basenbad recht anstrengend für den Kreislauf ist, sollten Sie frühestens in der Mitte der zweiten Mayr-Woche damit anfangen.

Schlacken austreiben durch saunieren

In der Hitze der Sauna wird Wasser ausgeschwitzt. Dieses »alte«, mit Schadstoffen aus den Körpergeweben angereicherte Wasser muss durch frisches Wasser ersetzt werden. Deshalb denken Sie daran, wenn Sie in die Sauna gehen, besonders viel zu trinken! Da Ihr Organismus während der Mayr-Kur nicht durch äußere Extreme zusätzlich belastet werden soll, ist es besser, Sie gehen nicht in die Finnische Sauna (mit 95 °C), sondern in das mildere Sanarium (mit 60 °C). Wenn Ihre Haut zu Trockenheit neigt, gehen Sie am besten ins Dampfbad, dessen höhere Luftfeuchtigkeit schonender für Haut und Haare wirkt. Gönnen Sie sich zwischen den Saunagängen ausreichende Ruhepausen. Auch mit dem Saunieren sollten Sie erst in der zweiten Woche der Mayr-Kur beginnen.

Massagen für die Mayr-Kur

Massagen regen die Durchblutung der Haut und des Bindegewebes an, sind also eine Schlackenaustreibung par excellence. Überdies wirken sie angenehm entspannend, was den Regenerationseffekt der Mayr-Kur verstärkt. Die Bauchmassage unterstützt zudem die Darmtätigkeit.

Bauchmassage entspannt den Darm

Der Darm ist ein langer Muskelschlauch, und wie alle Muskeln neigt er, wenn er überfordert wird, zu Verkrampfungen und Verspannungen. Das wiederum ruft genau jene Stauungen hervor, die mit der Mayr-Kur beseitigt werden sollen. Die Bauchmassage hingegen entspannt das Darmrohr, und mit den Verspannungen löst sich meist auch der »Stau« auf. Überdies ist eine Bauchmassage höchst angenehm. Die hier beschriebene Bauchmassage nach Rosendorff wirkt am besten, wenn sie morgens noch vor dem Aufstehen im Bett durchgeführt wird.

Legen Sie sich mit angewinkelten Beinen auf den Rücken und streichen Sie mit beiden Händen über die Bauchmitte vom Brustbein bis zum Schambein. Üben Sie dabei nur einen leichten Druck auf den Bauch aus. Beschreiben Sie dann mit beiden flachen Händen kleine Kreise um den Unterbauch (zwischen Nabel und Schambein), immer im Uhrzeigersinn. Zum Abschluss massieren sie den Bauch in großen Kreisbewegungen vom Schambein bis zum unteren Rippenbogen, ebenfalls im Uhrzeigersinn. Insgesamt soll die Rosendorff-Massage etwa zehn Minuten dauern. Sie wird normalerweise als angenehm und entspannend empfunden. Treten unangenehme Gefühle auf, dann üben Sie

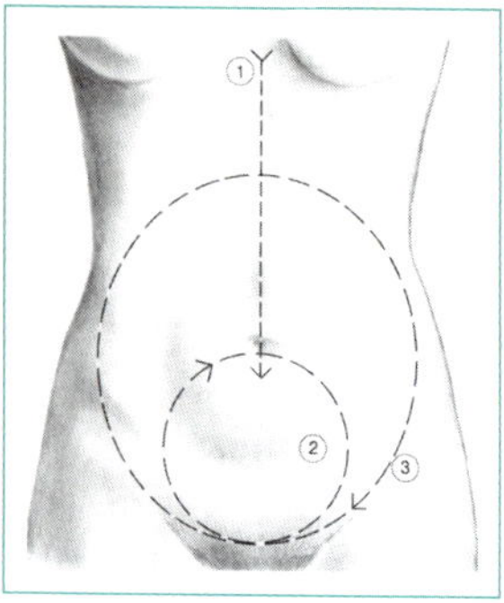

Bauchmassage nach Rosendorff
① Längsstriche
② kleine Kreise
③ große Kreise

wahrscheinlich zu viel Druck aus, wodurch sich der Darm verkrampft. Versuchen Sie es einfach nach ein paar Stunden noch einmal, und gehen Sie dabei ein wenig sanfter vor!

Trockenbürsten für schöne Haut

Bürstenmassagen aktivieren den Blut- und Lymphkreislauf und regen den Stoffwechsel an. Die Durchblutung wird verstärkt und abgestorbene Hautschüppchen abgeschmirgelt. Danach ist die Haut rosig-zart und fühlt sich samtweich an.

Morgens zur Belebung mit kräftigen, schnellen Strichen bürsten, abends zur Entspannung langsam und sanft. Immer nur auf der trockenen Haut bürsten, nicht nach dem Baden oder Duschen, denn dann ist die Haut aufgequollen und daher empfindlich.

Machen Sie kleine kreisförmige Bewegungen, und arbeiten Sie sich immer in Richtung Herz vor.

Die klassische Reihenfolge bei der Bürstenmassage: rechte Fußsohle, Außenseite des rechten Beins, Innenseite des rechten Beins, linke Fußsohle, Außenseite des linken Beins, Innenseite des linken Beins, rechte Handfläche, Außenseite des rechten Arms, Innenseite des rechten Arms, linke Handfläche, Außenseite des linken Arms, Innenseite des linken Arms, Brust von außen nach innen (zum Brustbein hin) und von oben nach unten, Bauch im Uhrzeigersinn, Gesäß von unten nach oben. Rücken von außen nach innen (zur Wirbelsäule hin) und von oben nach unten.

Bewegungsprogramm für die Mayr-Kur

Während der Kur sollten Sie größere Anstrengungen zwar vermeiden, regelmäßige, sanfte Bewegung jedoch ist die Grundlage jeder Gesundung – auch bei F.X. Mayr. Sofern Sie nicht auf sportliche Höchstleistungen hintrainieren, ist es sowieso nicht nötig, sich »auszupowern«. Medizinische Langzeit-Untersuchungen haben gezeigt, dass schon eine halbe Stunde Spazierengehen täglich das Risiko für Herz-Kreislauf-Erkrankungen auf die Hälfte senkt. Aber: täglich!

Spielerisch zu mehr Bewegung

Jede Art von Bewegung ist gut für die Gesundheit und kurbelt den Stoffwechsel an. Bauen Sie daher in Ihren Alltag schrittweise – fast ohne dass Sie es merken – mehr Bewegung ein.

Geschmeidigkeit und Harmonie durch Yoga

Eine sehr gute Methode, die jugendliche Geschmeidigkeit von Wirbelsäule und Gelenken zu erhalten, ist Yoga. Es ist daher die ideale gymnastische Ergänzung zur Mayr-Kur.

Gut zu wissen

Bringen Sie mehr »Action« in Ihr Leben!

- Aufzug und Rolltreppe links liegen lassen und statt dessen Treppen steigen!
- Das Auto für Fahrten unter zwei Kilometer stehen lassen. Je flotter man solche kleinen Strecken geht, desto besser.
- Einkaufstasche oder Aktenmappe nicht einfach am ausgestreckten Arm hängen lassen. Winkeln Sie die Arme an. Das trainiert den Bizeps und schont Ellbogen und Schultergelenk. Leichtes Heben und Senken erhöht den Muskelzuwachs im Arm.
- Beim Sitzen (unser aller Hauptbeschäftigung) den unteren Rücken nicht nach hinten durchhängen lassen – schlecht für die Lendenwirbelsäule! Sitzen Sie immer wieder mal für fünf Minuten kerzengerade. Sie werden staunen, wie anstrengend das ist.

Popstar Madonna, berühmt für ihre tänzerischen Fähigkeiten, hält sich mit Yoga fit – warum also nicht auch Sie?

Das Krokodil

Mit dieser Übung entspannen Sie die tiefen Muskelschichten des unteren Rückens: Legen Sie sich auf den Boden, breiten Sie die Arme in Schulterhöhe seitlich aus und winkeln Sie die Beine an. Atmen Sie tief ein. Die Knie aneinanderdrücken und nach rechts sinken lassen. Den Kopf auf die andere Seite drehen. Fünf Atemzüge halten, dann den Kopf langsam wieder zur Mitte drehen und die Beine wieder gerade stellen. Dasselbe

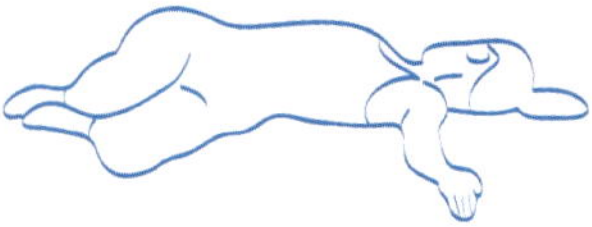

zur anderen Seite ausführen und ebenfalls fünf Atemzüge halten.

Die Schulterbrücke

Legen Sie sich auf den Rücken, die Arme liegen gestreckt und parallel zum Körper mit den Handflächen nach unten. Winkeln Sie die Knie an und stellen Sie die Füße nahe dem Gesäß auf den Boden, die Knie berühren sich. Heben Sie Becken und Rücken langsam vom Boden ab. Verweilen Sie so lange wie möglich in dieser Haltung und atmen Sie dabei ruhig und gleichmäßig. Senken Sie dann das Becken langsam wieder auf den Boden ab.

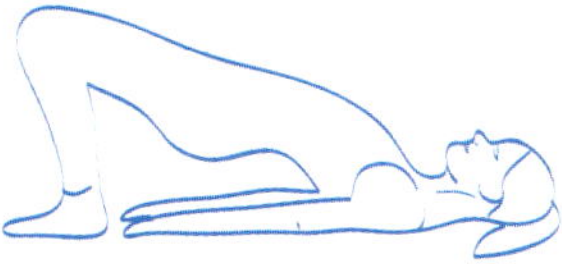

Der Drehsitz

Setzen Sie sich aufrecht auf den Boden, den Rücken dabei gerade halten. Das rechte Bein wie beim Schneidersitz anwinkeln. Das linke Bein über das rechte Bein führen und dort abstellen. Den Oberkörper nach links drehen. 5- bis 8-mal ruhig ein- und ausatmen, danach die Seite wechseln.

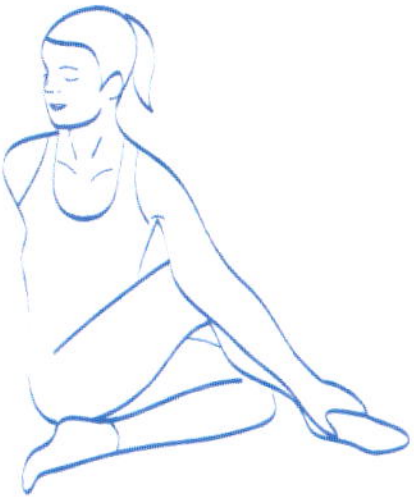

Die Verneigung

Setzen Sie sich aufrecht im Schneidersitz mit gerader Wirbelsäule auf den Boden. Atmen Sie nun lang-

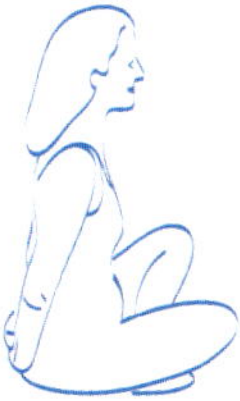

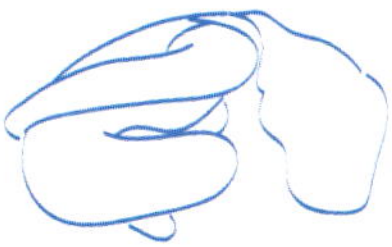

sam aus und neigen Sie den Rumpf nach vorne, bis die Stirn etwa in Höhe der Knie ist. Verharren Sie in dieser Position und atmen Sie langsam aus. Richten Sie sich dann mit dem einströmenden Atem wieder auf.

Ambulant und stationär: Mayr-Kur

In manchen Fällen ist davon abzuraten, eine Mayr-Kur »in Eigenregie« durchzuführen. Wenn Sie zum Beispiel schon unter ernsten Beschwerden leiden und die Verschlackung der Gewebe weit fortgeschritten ist, kann es während der Kur zu Heilkrisen kommen. Dann muss der Mayr-Arzt in der Nähe sein, um sofort eingreifen zu können. Auch wenn Sie in der Vergangenheit unter Essstörungen wie Magersucht oder Bulimie gelitten haben, sollten Sie keine Fasten- oder Reduktionskur ohne ärztliche Aufsicht durchführen. Die Gefahr eines Rückfalls ist zu groß.

Profi-Mayern in der stationären Kur

Natürlich gibt es auch noch viele andere Gründe dafür, warum manche lieber in der Kurklinik »mayern«, zum Beispiel, dass es angenehmer ist, die Kur zusammen mit Gleichgesinnten durchzuführen, oder dass man sich um Vorbereitung und Ausstattung nicht selbst kümmern muss. Auch das völlige Abschalten fällt vielen in der geschützten Umgebung eines Mayr-Zentrums leichter. Überdies sind die Ernährung und Anwendungen wie Leberwickel oder Bauchmassage in der Klinik von »Profi-Qualität«.

F. X. Mayr im Alltag: die ambulante Kur

Für eine ambulante Kur müssen Sie keinen Urlaub nehmen. Das ist natürlich günstig, wenn Sie in einem Beruf arbeiten, wo Sie nicht so einfach drei Wochen wegbleiben können, zum Beispiel als Selbstständiger oder Unternehmer, aber auch, wenn Sie als Angestellter Ihren gesamten Urlaub lieber mit der Familie verbringen wollen.

Bei normaler Arbeitsbelastung ist die Kur durchaus zusammen mit der Berufstätigkeit durchführbar. Geschäftsreisen sollten Sie während der Kur jedoch vermeiden. Auch wenn große Familienfeste, glanzvolle Einladungen oder anstrengende gesellschaftliche Verpflichtungen anstehen, sollten Sie Ihre Kur auf einen anderen Zeitpunkt legen. Berücksichtigen Sie auch, dass Sie mehr Ruhepausen brauchen werden als sonst und abends früher müde werden.

Ein großer Vorteil der ambulanten Kur ist, dass Sie die Mayr-Prinzipien gleich in Ihrer gewohnten Umgebung anwenden, und es Ihnen dadurch leichter fallen wird, einige davon im Alltag beizubehalten.

Die Kombi-Kur: ein guter Kompromiss

Der Erfolg einer Mayr-Therapie lässt sich durch die Kombination von ambulanter und stationärer Behandlung wesentlich steigern, da Sie die Kur über einen längeren Zeitraum durchführen können als bei der rein stationären Kur. Sie beginnen die Kur in einem Mayr-Gesundheitszentrum stationär und setzen Sie danach – eventuell in Zusammenarbeit mit einem Mayr-Arzt in Ihrer Nähe – zu Hause fort. Auch der Übergang zum Alltag kann dadurch besonders sanft erfolgen.

Was habe ich eigentlich von F. X. Mayr?

Eine F. X. Mayr-Kur tut gut, das merken Sie sofort. Wenn Sie allerdings noch etwas genauer kontrollieren wollen, was diese Therapie für Sie »bringt«, dann machen Sie die kurz & bündig-Erfolgskontrolle!

Die kurz & bündig-Erfolgskontrolle

Eigentlich müssten Sie schon nach wenigen Tagen »Mayern« gemerkt haben, wie sich Ihr Körper (und in den meisten Fällen auch die Seele!) entspannt und erholt. Doch um den Erfolg »greifbarer« zu machen, können Sie die Veränderungen auch überprüfen – mit der kurz & bündig-Erfolgskontrolle!

kurz & bündig-Erfolgskontrolle: Ist Ihr Darm in Ordnung?

Ein simpler Blick in die Toilettenschüssel sagt über den momentanen Zustand Ihres Darms schon sehr viel aus.

kurz & bündig-Erfolgskontrolle: Fotos »vorher – nachher«

Jetzt ist es so weit: Sie können anhand der Fotos, die Sie vor Ihrer Mayr-Kur gemacht haben, direkt sehen, was sich verbessert hat. Machen Sie nochmals Fotos, möglichst unter genau den gleichen Bedingungen wie vor Ihrer Kur (siehe Kapitel »›Vorher‹ fotografieren zeigt ›nachher‹ den Erfolg!«), und vergleichen Sie die Porträt- und Ganzkörperaufnah-

Gut zu wissen

So beurteilen Sie die Darmgesundheit

Der Spinattest

Essen Sie mittags eine große Portion Spinat ohne Beilagen. Wie lange danach haben Sie noch einen grünlich verfärbten Stuhl? Es sollten nicht mehr als 24 Stunden sein, sonst liegt eine Passagestörung vor.

Der Schwimmtest

Normaler Stuhl geht im Wasser unter. Bei verstärkter Gärung durch Fehlverdauung sind jedoch Gasblasen im Stuhl, dadurch schwimmt er auf dem Wasser.

Der Papiertest

Bei normaler Verdauung hinterlässt der Stuhl kaum Spuren am After. Starke Stuhlreste auf dem Toilettenpapier weisen daher auf Fehlverdauungsprozesse hin.

Der Konsistenztest

Normaler Stuhl hat eine glatte Oberfläche, ist weder steinhart noch breiig-weich, sondern fest, aber geschmeidig und wie eine Wurst geformt.

men paarweise miteinander. Hat sich die Gesichtsfarbe verändert? Was ist mit Augenringen, Akne und Altersflecken? Wirkt die Haut insgesamt spannkräftiger und glatter? Ist der Zungenbelag verschwunden? Hat sich die Bauchdecke gestrafft, und ist der Bauch flacher geworden? Ist Ihre Haltung gerader und entspannter?

kurz & bündig-Erfolgskontrolle: Gesundheitstest und Laborergebnisse

Falls Sie die Mayr-Kur wegen ganz bestimmter Beschwerden gemacht haben, haben Sie möglicherweise auch Ergebnisse Ihrer ärztlichen Untersuchungen vorliegen sowie Laborwerte dazu. Lassen Sie nach der Mayr-Kur diese Werte nochmals erheben und vergleichen, insbesondere die Pegel von Cholesterin und Harnsäure sowie alle Leberwerte.

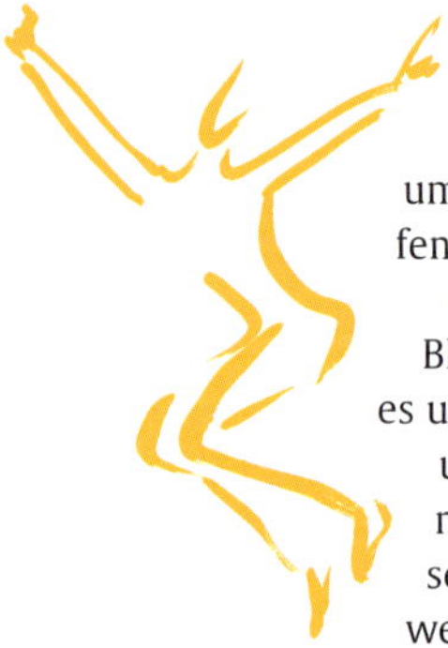

Sie müssen aber gar nicht zum Arzt, um den Erfolg Ihrer Mayr-Kur zu überprüfen – Sie haben doch selbst vor der Kur einen großen Gesundheitstest gemacht! Blättern Sie zurück zum Kapitel »So steht es um Ihre Gesundheit wirklich – der Test«, und beantworten Sie die Testfragen nunmehr nochmal. Was hat sich verbessert? Womit sind Sie zufrieden? Und welche Ergebnisse gefallen Ihnen möglicherweise immer noch nicht so gut? Das wäre dann eine Aufgabe für Ihre nächste Mayr-Kur.

Bücher zum Weiterlesen, nützliche Adressen

Bielefeld, F. X. Mayr easy. Haug Verlag Stuttgart, 2006

Rauch/Mayr: Schnell & einfach, Milde Ableitungsdiät. Haug Verlag Stuttgart, 2006

Rauch, Die Darmreinigung nach Dr. med. F. X. Mayr. Haug Verlag Stuttgart, 2002

Stossier/Hahn, F. X. Mayr, Medizin der Zukunft. Haug Verlag Stuttgart, 2002

Zierden, F. X. Mayr-Kur: Das Basisbuch. Haug-Verlag Stuttgart, 2005

Kontaktadresse Mayr-Ärzte

Internationale Gesellschaft der Mayr-Ärzte
Golfstraße 2
A-9082 Maria Wörth-Dellach
Tel.: 00 43 (0) 42 73/25 11 44
Fax: 00 43 (0) 42 43/25 11 72
E-Mail: office@fxmayr.com
Internet: www.fxmayr.com

Unter www.fxmayr.com finden Sie auch ein Internet-Forum für Fragen zur Mayr-Therapie.

Bibliografische Information
der Deutschen Nationalbibliothek
Die Deutsche Nationalbibliothek verzeichnet diese Publikation in der Deutschen Nationalbibliografie; detaillierte bibliografische Daten sind im Internet über http://dnb.d-nb.de abrufbar.

Programmplanung:
Dr. Elvira Weißmann-Orzlowski

Redaktion:
Dr. Karin Lindinger

Umschlaggestaltung und Layout:
CYCLUS · Visuelle Kommunikation, Stuttgart, Illustration: Parthena Loenicker

Bildnachweis:
Abbildungen im Innenteil:
Designers Fond Collection: S. 13; Jupiter Images: S. 69; Parthena Loenicker: S. 1, 2, 3, 4, 5, 6, 16, 18, 39, 44, 48, 50, 59, 76, 80, 84, 92, 93, 94, 98; Norbert Reismann, Villingen-Schwenningen: S. 86; Wladimir Szczesny, München: S. 15, 32, 36, 37, 80

Oswald-Hesse-Straße 50,
70469 Stuttgart

Printed in Germany

Satz: Fotosatz Buck, Kumhausen
gesetzt in QuarkXPress 4.1
Druck: Westermann Druck Zwickau GmbH, Zwickau

ISBN 978-3-8304-2256-3

1 2 3 4 5 6